뇌 신경질환의 한방치료

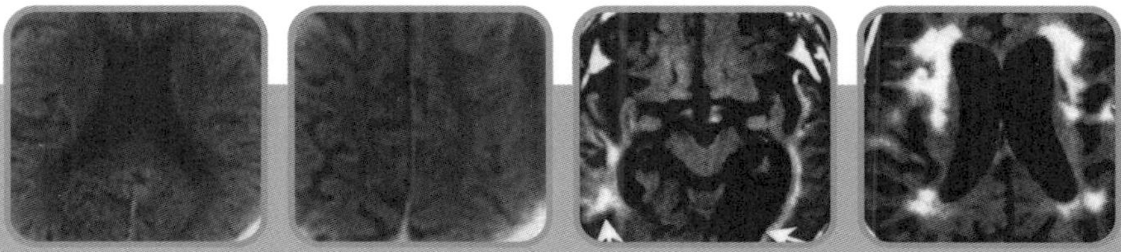

미야가미 미쯔스케 지음 | 조기호·권승원 옮김

군자출판사

뇌신경질환의 한방치료

첫째판 1쇄 인쇄 | 2011년 4월 15일
첫째판 1쇄 발행 | 2011년 4월 20일

지 은 이 미야가미 미쯔스케
옮 긴 이 조기호 · 권승원
발 행 인 장주연
편집디자인 김나나
표지디자인 박미나
발 행 처 군자출판사
등 록 제 4-139호(1991. 6. 24)

본 사 (110-717) 서울특별시 종로구 인의동 112-1 동원회관 BD 6층
Tel. (02) 762-9194/5 Fax. (02) 764-0209
대구지점 Tel. (053) 428-2748 Fax. (053) 428-2749
광주지점 Tel. (062) 223-9492 Fax. (062) 223-9493
부산지점 Tel. (051) 893-8989 Fax. (051) 893-8986

ISBN 978-89-6278-436-7

정가 30,000원

옮긴이

조기호 曺基湖

경희대학교 한의과대학 부속 한방병원 한방내과(순환 · 신경계) 교수로 있다. 한방내과 전문의로서 서양의학과 동양의학을 다 아우르는 일본의사들의 한방의학에 관심을 가지면서 이들을 번역 소개하는데 미력을 보태고자 한다. 그러면서 실제 임상에 그대로 재현되는지 활용하고 있다. 한편, 한방만이 가지고 있는 증후치료에 관심을 가지면서 수족냉증, 빙산의 일각이라는 파킨슨질환에 대하여 임상 확대를 모색하고 있다. 그동안 번역작업성과가 20여권으로 나와 있다.

권승원 權承遠

경희대학교 한의과대학 부속 한방병원 한방내과(순환 · 신경계) 전문수련의 3년차이다. 대전외국어고등학교 때 일본어를 배우기 시작한 이후 지금까지 그 끈을 놓지 않고 있다. 조기호 교수 아래 일본어 번역 작업을 몇 차례 도우다가 이번에 동등한 레벨로 격상되어 분에 넘치는 영광을 얻었다. 이를 계기로 인생에서 일본한방의학을 좀 더 심도있게 접하고자 다짐하고 있다.

세계화 시대에 학문 간의 경계와 구분이 모호해지고, 서로의 장점을 취한 혼용 연구가 대세를 이루고 있다. 치료의학에서도 이와 마찬가지다. 서양의학이건, 동양의학이건 환자에게 유익한 치료수단을 제공하는 것이 오늘날 의료인의 책무이기도 하다. 이런 시대흐름과 시대정신에 부합하지 못하는 면이 많은 것이 우리나라 의료 현실이지만, 조금만 눈을 돌리면 실제 이와 같은 액션이 이루어지고 있는 모습을 볼 수 있다.

우리나라 의료2원화에서 전통의학이 설 자리는 갈수록 비좁아져 가는 경향이지만, 의료1원화 일본에서는 전통의학의 수요가 급증하고 있다. 이런 추세는 1980년부터 붐이 일기 시작한, 미국 유럽의학이 각국의 전통의학에 눈을 돌린 것과 같다. 바야흐로 표준의학과 전통의학과의 퓨전의학이라는 새로운 흐름이 형성된 것이다. 전통의학이 발달한 동아시아의학에서는 앞으로 동서양의학을 아우르는 퓨전의학이 표준의학을 대신하는 날이 멀지 않았다고 생각한다.

방법론에서 상이한 동서양의학이 함께 가기 위해서는 막연하게 선입견으로 전통의학을 무시하는 오리엔탈리즘도 배격되어야 하고, 전통의학의 가치를 서양의학의 잣대로 재단하려는 옥시덴탈리즘 주술에서도 벗어나야 한다. 요즈음 과학화와 근거중심이라는 이름으로 한의계 내에서 옥시덴탈리즘이 생겨나는 것은 위험한 일이다. 역사성을 가진 전통의 가치를 함부로, 쉽게, 가볍게 평가할 일은 아니다.

시각에 따라 문제가 많지만, 그래도 나는 일본의학에서 동서양의학의 퓨전을 엿볼 수 있다는 점에서, 이들의 성과에 주목하고 있다. 지금까지 일본의학에 신세진 일이 많다. 이것은 우리 한의계와의 우열의 문제가 아니다. 단지 방법론일 뿐이다.

이번에 번역작업으로 선보이는 본서도 나의 후각에서 나왔다. 뇌질환을 보고 있는 나는 오래 전부터 '일본뇌신경외과 한방의학회'에 눈을 떼지 않고 있었다. 1996년 '뇌외과와 한방'이라는 이름으로 조직되어 지금까지 꾸준히 활동하고 있다. 작년 10월 토쿄에서 열린 제18회 일본뇌신경외과 한방의학회 학술대회에서 200여명이 모여 '뇌질환'

과 '한방치료'라는 두 키워드를 가지고 토론이 진행되었다. 이 학회의 15년 outcome이 한 권의 책으로 나왔다.

만성 경막하혈종에 오령산을 투여하여 혈종이 흡수되는 과정을 보여주면서 지혈제라는 용어를 붙이고 있다. 이수제의 오령산에 지혈제라는 치료제로 적응증을 확대시키고 있는 것이다. 그리고 질환 마다 지금까지 나온 증례보고를 모두 제시하면서 결과의 유효성을 한 눈에 볼 수 있도록 하고 있다. 이런 증례에 대하여 우리들 내부에서도 자연경과이니, 대조군이 없다는 등 옥시덴탈리즘의 허상에서 벗어나지 못하는데, 전통과 현대의 조화와 균형을 갖춘 시각을 만난다는 것은 행운이고, 행복하다.

근대화라는 이름으로 동양의 전통을 무시하고 자기 식대로 가르치려는 오만한 서양의 오리엔탈리즘, 통계 과학 만능에 빠져 있는 옥시덴탈리즘의 강박관념, 이 모두 배격되어야 오늘날 되살아나는 한방의 진면목을 맛 볼 수 있을 것이다.

특히 이번 번역작업은 초벌번역을 맛깔나게 한 나의 직제자와 함께 하여, 영재와 더불어 지내는 또 다른 기쁨을 맛 볼 수 있어 더 없이 기쁘다. 전통과 과학은 융합될 수 있다는 실례를 소개할 수 있는 기회를 준 군자출판사 박현숙 이사, 박혜영 부장, 김나나 편집부원에게 감사드린다.

2011년 3월 水流花開 연구실에서

조기호

일반적으로 서양의학 교육을 받아온 우리들은 한방의학 치료효과에 대해 의문시하는 경향이 있다. 이것은 서양의학이 과학적, 실증적인 것에 반해 한방의학은 개개인의 체질·특징을 중시한 전인적 의료라는 점도 하나의 원인이 된다. 한방치료에서는 개인의 병태진단(「증」의 결정)을 중요시하지만, 서양의학교육을 받아온 입장에서는 이러한 점이 이해하기 곤란하다. 이와 같은 것이 한방치료를 도입하는 데에 어려움을 가져다주는 하나의 원인이 된다. 그러나 1976년, 일본에서 한방제제가 건강보험의료에 도입된 이후 한방약을 처방하는 의사가 늘고, 각종 질환에 대한 치료효과와 유용성이 보고되고 있다.

그러나 뇌신경질환에서 한방치료의 사용빈도는 아직 저조하다. 필자 역시 한방치료 경험이 없던 예전에는 그러하였다. 하지만, 증례적응을 고려하여 한방약을 사용한 바, 놀라울 정도로 효력이 나타나는 경우가 적지 않다는 사실을 알게 되었다. 실제로 서양의학으로는 어려움을 겪고 있는 질환이나 만성증후가 있는 증례 등에서 한방치료를 사용한 결과, 유용한 경우를 자주 경험한다. 뇌신경외과 영역에서는 한방요법의 유용성 및 의의를 인식하거나 한방치료에 흥미를 느끼는 의사들이 모여 1996년에 「뇌외과와 한방」이라는 명칭으로 연구회를 시작하였다. 2001년에는 「일본 뇌신경외과 한방의학회」로 명칭을 변경하면서 전국 규모의 학회로 커지고 학회 발표연제수도 증가하여 발전을 거듭하고 있다.

이 책을 집필하게 된 경위는 지금까지 뇌신경질환을 중심으로 한방치료를 정리한 서적이 없고, 언급이 되어 있더라도 총론적, 또는 증례보고에 대한 경험례가 대부분이었다. 집적한 증례에 대한 유효율 해석 등을 포함한 문헌적 고찰이 없었기 때문에 이 책을 쓰기로 마음 먹게 되었다. 필자는 한방치료전문의로서는 천학비재이지만 수십 년간의 서양의학을 하면서 뇌신경질환을 대상으로 한 한방치료경험을 바탕으로 「뇌신경외과와 외래한방」이라는 타이틀로 「Modern Physician」지에 연재하였다. 이것을 기본

자료로 수정 · 보완하여 한 권의 책으로 정리한 것이 바로 이 책이다. 각종 질환, 또는 병태에 따른 한방치료를 될 수 있는 한 많은 증례를 대상으로 하여 해석한 주요 문헌을 모두 모아 검토 · 정리한 것이다.

이 책의 내용상 특징은 다음과 같다.

① 서양의학을 공부한 자라도 한방치료를 쉽게 도입할 수 있도록 중요한 질환과 증후별로 한방약을 선택하였다. 제1선택약으로 추천된 한방약을 비롯하여 일반적으로 사용되는 한방약에 대하여 설명하였다. 허실, 기 · 혈 · 수 등의 隨證治療에 그다지 고집하지 않았다.

② 각종 질환과 병태의 서양의학적 진단과 일반적 치료에 대한 개설과 더불어 어떤 병태(상태)에서 한방약 적응으로 보고 유효한가를 설명하였다.

③ 각종 질환 또는 증후에 대한 주된 한방약의 치료효과에 대하여 가능한 집적된 많은 수의 문헌보고를 정리하여 제시하고, 유효율 · 치료효과를 비교하여 구체적으로 나타내었다.

④ 뇌신경질환에 일반적으로 사용되는 한방약과 구성생약의 일람을 제시하고, 각 요점들을 설명하였다.

이 책은 뇌신경질환의 한방진료에서 신경내과, 뇌신경외과, 뇌신경질환을 다루는 일반내과, 수련의, 통증 클리닉 등의 모든 의사, 한방치료에 흥미 있는 의대생, 약사, 간호사를 대상으로 집필하였다. 뇌신경질환의 일반진료에서 이 책이 환자 치료에 조금이라도 도움이 된다면 기대 이상의 기쁨이라고 생각한다.

저자

목차 | CONTENTS

Ⅰ. 총론

Ⅱ. 뇌신경질환에서 살펴본 한방치료

[신경외상]

III. 병태(증후)로 살펴본 한방치료

MEMO

뇌신경질환 · 병태에 대한 주요 한방치료 보고

I

총론

총론

01

| 요점 |

1. 서양의학 교육을 받은 우리는 일반적으로 한약의 치료효과에 대해 의문시하는 경향이 많다. 서양의학은 실증적이고 과학적인 것에 반해, 한방은 개인의 체질·특징을 중시하고, 신체 전반의 조화를 중시하는 전인적 의료를 목표로 한다. 이러한 점은 서양의학에서 보면 이해하기 어려운 부분이라고 생각한다.
2. 일본에서는 메이지시대 이후 의사국가시험 내용을 서양의학만으로 규정하고, 서양의학이 의류의 주류를 형성하며 현재에 이르고 있다.
3. 하지만 1976년 한방제제가 건강보험의료에 도입된 후, 사용빈도가 증가하고 있다. 그 후 각종 질환에서 그 유효성이 實證되었으며, 한약을 사용하는 의사들도 급속히 증가하고 있다. 나아가 최근 한방에서도 과학적 근거, EBM에 기초한 의료를 목표로 조금씩 검토하고 있는 상황이다.

한방치료의 기본적 사고방식

- 환자에게 가장 적합한 처방을 선택하기 위해 환자 개개인의 차이를 존중하고, 심신 전체의 조화를 살펴 처방한다. 같은 병이라도 증상에 따라 처방이 달라진다.
- 기본적으로 한방치료에서는 연령, 성별, 성격, 위장허약을 고려한다.
- 환자의 전신상태 및 병태를 평가하고 사용가능한 약제를 선택한다. 즉, 전신상태는 "虛實"(체질 강약)과 "陰陽(생명반응 강약)"으로 평가한다. 병태평가는 증상과 신체소견에서 "氣, 血, 水"의 이상으로 판정한다.
- 한약 투여로 각 개인이 가지고 있는 자연 치유능력이 높아져 병변에 대처하게 된다.

한약과 양약의 비교

- 한약은 천연물을 사용한다는 것이 특징이다. 하지만 양약에도 유용한 많은 의약품이 천연물에서 추출된다. 현재 사용 중인 양약의 40%가 천연물로부터 만들어진다.
- 한약은 특히 부작용, 작용양식, 그 적응 등에 있어 양약과 명백한 차이가 있다.
- 서양의학에서는 작용이 확실하고 강한 약을 좋은 약이라고 평가한다. 양약의 생성은 천연물 중에서 강력한 작용이 있는 약제를 찾아 그 활성물을 추출하여 구조를 결정하고, 합성하여 이루어진다. 거기에 화학수식에 따라 더 강한 약을 만들어 사용하고 있다.
- 한편 한약은 다성분계이므로 작용점이 여러 방면에 걸쳐 있다. 또한 이 중 단일성분으로도 전신에 영향을 미친다는 특징이 있다.
- 한약은 병적상태에서만 작용을 하지만, 양약은 정상이든 이상이 있든 일정한 작용을 한다.
- 한약의 작용은 완만하나, 양약은 그 작용이 강력하다.

한방치료의 일반적인 적응과 부적응 (동양의학의 서양의학과의 공존)

- 앞으로의 현대의료에서는 병에 대한 관점이 확연히 다른 동양의학과 서양의학, 양쪽을 임상 현장에서 활용하여 보다 나은 선택을 하여 가장 좋은 치료효과를 올리는 것이 중요하다. 그 때문에 먼저 진료를 받는 환자에게는 당연한 일이지만 필요한 서양의학적 검사를 진행하여 중대한 기질적 질환이 없다는 것을 확인하고 또한 병태를 파악한 뒤에 한방치료를 진행할 것인가 아닌가를 선택한다.

한방치료의 부적응 증례

- 검사 결과, 아래와 같은 질환·증례는 한방치료가 적합하지 않으며 서양의학적 치료를 시행해야 한다.
- ① 서양의학적 치료가 안전하고, 확실한 효과를 기대할 수 있는 질환과 증후
  ② 긴급처치의 필요성이 높은 예
  ③ 수술 적응 증례
  ④ 기질적 변화가 큰 질환 등

한방 치료의 일반적 적응

- 마츠다[松田] 등은 한방치료의 적응증으로 다음과 같은 질환을 열거하였다.
- ① 기능성 질환이 주인 환자
  ② 현대의학적 치료로 반응이 없는 환자
  ③ 현대의학적 치료로 부작용이 있거나, 또는 그것을 두려워하는 경우
  ④ 현대의학적 치료로 검사소견이 개선된 후에도 증상을 호소하는 경우
  ⑤ 검사에서는 정상인데도 증상을 호소하는 경우
  ⑥ 체질개선을 필요로 하는 경우
  ⑦ 심신증 경향이 강한 경우
  ⑧ 고령자, 체력 저하 경향이 심한 경우

한방치료의 실제

- 한방치료의 기본적 사고방식을 습득한 뒤, 각각의 한약 특유의 사용기준을 고려하여 한약을 실천적으로 사용한다.
- 약치료에서는 첫 번째 목표로서 병명 또는 증후와 관련된 한약을 선택하고, 여기에 환자 개개의 특징적인 병태(체질)을 파악하여 한약 처방을 선택하는 것이 중요하다. 한방적 병태를 고려한 도표나 flow chart가 있는 경우에는 그것을 참고하는 것도 적합한 한약 선택을 도와준다.

한방적 병태 분류(체질 분류)

- 한방적 병태를 파악하는 방법은 여러 가지가 있으나, 주로 ① 虛實 ② 陰陽 ③ 氣·血·水의 異常이라는 3가지를 이용한다.
- 이 한방 병태를 정확히 파악하는 것이 중요한데, 그 진단법이 서양의학과 다르다. 하지만 서양의학 교육을 받아온 우리들로서는 그 한방적 병태를 이해하는 것이 종종 곤란한 경우가 있다.

虛實(체질강약) (표 1)

- 같은 病邪가 침범하여도 개체의 면역력에 따라 투병 반응이 다르다. 病邪가 침범했을 때 투병 반응이 약한 것을 "虛", 강한 것을 "實"이라고 하여 이에 따라 처방을 선택한다. 면역력이 저하되어 있는 고령자는 폐렴이 발생해도 열이 나지 않고 백혈구도 증가하지 않는다. 이것은 虛의 반응이다. 감기와 인플루엔자일 때에는 중증도가 다르고, 인플루엔자는 고열로 발병하고, 實의 생체 반응을 일으킨다. 이렇게 虛實은 病邪의 강약과 생체의 면역력(正氣)의 강약으로 결정된다.

① 虛證 (표 1)

- 虛證이란 '체질이 약하다' 라는 것을 의미하고 허약체질, 무력성 체질, 이완성 체질 등으로 표현되는 상태이다. 이러한 체질은 소화흡수 기능이 약하고 그 결과 영양상태가 불량하고, 생명반응의 예비능력이 감소된 상태이다.

② 實證 (표 1)

- 實證이란 '체질이 강하다'라는 것으로 튼튼하고 건강하다. 전신 특히 복부의 근육이 발달하고 긴장도가 양호하며 위장도 건강하고 영양상태가 좋다. 소화흡수 능력이 우수하고, 영양상태는 양호하고, 생명반응 예비능력이 높은 사람이다. 감기 등 급성 질환에 걸린 경우에도 자연치유능력이 높으나, 한편으로는 과잉반응을 일으키는 경우도 있다.

표 1. "虛實"의 임상적감별

	"實證" : 체질이 강함	"虛證" : 체질이 허약
체형	근육질, 투사형, 살찜	마른형, 下垂體質, 물살
활동성	적극적, 잘 피로하지 않음	소극적, 쉽게 피로함
심신상태	여유가 있음	여유가 없고, 신경질적임
영양상태	양호, 피하지방이 두꺼움	불량, 피하지방이 얇음
피부	광택 · 윤기가 있음, 긴장이 좋음	거친살결, 건조경향, 긴장이 나쁨
근육	탄력적으로 긴장이 좋고, 발달양호	탄력이 없고, 발달불량하며 얇음
복부	복근이 탄력적으로 두꺼움 心窩部 振水音 없음 胸脇苦滿이 쉽게 나타남	복근은 연약, 경직석으로 얇음 心窩部 振水音 있음(위하수로 위액정체) 대동맥박동을 촉지하기 쉬움
소화흡수력	식사가 빠르고, 많이 먹는 경향 한번 식사를 빼먹어도 괜찮음 차가운 음식을 먹을 수 있음 변비가 생기면 불쾌함	식사가 느리고, 입이 짧음 공복시 탈력감 차가운 음식에 의해 복통 설사가 발생 변비여도 괜찮음 무른변, 설사, 토끼변 형태가 많음
체온조절능력	여름에 지치지 않음	여름에 지침, 겨울의 추위에 약하고, 사지말초가 냉함
목소리	힘이 강함	약함
기타	도한 경향(-)	도한 경향(+)
혈압	고혈압 경향	식곤증 · 졸림 · 입마름, 저혈압 경향
약물에 대한 반응	마황 · 대황이 유효 인삼 · 건강에서 상열	마황 · 대황에서 부작용 인삼 · 건강이 유효

(松田邦夫 : 『漢方治療의 ABC』, 日本醫師會雜誌臨時增刊 108, p5, 1992[2] 에서 인용)

陰陽(생명반응 강약) (표 2)

▸ 생명반응이 비교적 항진된 상태가 '陽'이고, 생명반응이 비교적 침체된 상태를 '陰'이라고 한다. 생명반응은 체온, 맥박수, 호흡수, 발한, 동작 緩急, 외적 침습에 대한 스트레스 반응의 강약, 대사 전반의 항진 또는 침체 경향 등이 있다. 일반적으로 陽的인 환자에게는 차게 하는 약을 쓰고, 陰的인 환자에게는 체온을 따뜻하게 하는 약을 사용한다.

① 陽證 (표 2)

▸ 陽證은 氣血이 충분하고, 病邪에 대한 투병 반응이 적극적인 시기이다. 체온이 상승하고 열성경향을 띠며, 체력은 충실한 사람이 쉽게 이환되는 시기이다. 치료로는 石膏 大黃 등 寒劑를 사용하여 적극적으로 염증을 억누른다.

② 陰證 (표 2)

▸ 陰證은 氣血이 부족하고 病邪에 대한 투병 반응이 침체 기미를 보이는 시기로 체온 상승이 충분하지 않고 오히려 저하되는 경향이 있다. 마른 체형으로 무력한 사람에게 잘 나타난다. 안색이 불량하며, 수족은 차고, 따뜻한 음식을 좋아하고, 비교적 온난한 장소에서도 전기모포 등을 즐겨 사용하려고 한다. 기초 대사의 저하 또는 말초순환부전을 암시하는 증상이 있다. 고열이 있어도 陽證과 다르게 증상은 그렇게 심하지 않고, 근처를 다닐 정도는 된다. 이런 경우에 치료는 附子 乾薑 細辛 등 熱藥을 주로 한 처방(眞武湯 四逆湯)을 사용하여 裏寒을 따뜻하게 하고, 대사 수준을 상승시켜 해열한다.

표 2. "陰陽"의 개념

	추정되는 상태	임상적 징후	치료적 의미
陽	•정상상태에서는 생체기능은 정상~과잉경향 •질환에 대한 반응성 : 정상~과잉경향 •신진대사항진경향	•더위탐, 땀나며, 붉은 얼굴 •원기가 좋은 영유아 •활동적으로 양기가 많은 비만한 자 •감기에 걸리면 염증이 강하고, 고열로 얼굴이 붉고, 頻脈	•「차갑게 하는」 약 사용 •사용약과 처방 ·黃連 : 黃連解毒湯, 三黃瀉心湯 등 ·柴胡 : 大柴胡湯 ·麻黃 : 葛根湯
陰	•정상상태에서는 생체기능 전반의 저하경향 •질환에 대한 반응성 : 전반적으로 저하경향 •신진대사침쇄경향	•냉증으로 땀이 나지 않고 얼굴은 창백 •원기가 없는 고령자 •동작이 완만하며 陰氣, 마른형 •감기에 걸려도 염증반응이 약하고, 발열이 없고, 惡寒이 강하며, 안면이 창백, 徐脈	•「따뜻하게 하는」 약 사용 ·附子 : 眞武湯 등 ·人蔘과 乾薑 : 人蔘湯, 大建中湯, 四君子湯 등

(松田邦夫 : 『漢方治療의 ABC』, 日本醫師會雜誌臨時增刊 108, p5, 1992[2] 에서 인용)

氣·血·水

▸생체 이상을 설명하는 생리적 인자로서 氣·血·水라는 3 요소가 있다. 한방의 중국사상 전반에 걸쳐서 가장 중요한 개념 중의 하나이다. 약재도 氣·血·水에 따라 분류하는 경우가 많다. 하지만 현대의학의 상식에서 보면 이질적인 개념이기 때문에 서양의학에서 이해하기 어려운 면도 있다.

① 氣의 이상

▸"氣"는 생명활동을 영위하는 근원적인 에너지로서 생체 안을 샅샅이 돌고 있다. 곧, 氣는 생명 에너지로서 정신활동을 시작으로 생명을 유지하기 위해서 필요한 이른바 물질대사를 일으키는 힘이다. 氣의 이상은 마음과 몸을 연결하는 기능계의 이상을 말하며, 자율신경계 이상과 공기 정체 등으로 생기는 병태이다. 氣의 이상은 크게 3종류로 나눌 수 있다.

▸氣虛 : 氣는 흘러 순행하는 것이나, 氣虛는 氣가 부족한 경우로 상승하는 힘이 없는 상태이다. 氣虛는 생명활동이 쇠약해져 나른하며, 피곤하고, 기력이 생기지 않고, 식욕이 없는 것 등이 주요 증상이다.

▸氣鬱 : 氣 순환이 정체(폐색기전)된 병태를 말한다. 가슴에서 폐색되면 가슴이 답답하고, 괴롭다는 등의 증상이 나타나고, 복부에 폐색되면 腹滿이 된다.

▸氣逆 : 氣가 역류된 경우로 결국 순환 실조이다. 곧, 氣逆은 상기 증상으로 대부분은 상반신에서 하반신으로 흘러야 하는 氣가 위쪽으로 역류하는 것을 말한다.

② 血의 이상

▸"血"이란 현상론적으로는 거의 혈액 및 그 기능을 의미한다고 볼 수 있다. 血은 氣와 같이 전신을 돌며, 신체가 살아있는 상태를 유지하는 인자라고 이해할 수 있다. 血의 이상은 血虛와 瘀血 2종류가 있다.

▸血虛 : 생체를 지탱하는 血의 양이 부족한 병태로서 그 원인으로는 血을 충분히 만들어내지 못하거나, 그 소모가 심하여 발생한 경우가 있다.

치료 원칙은 血虛의 원인을 찾아 補血劑로서 血을 생성한다. 氣虛와 함께 병발하는 경우가 많기 때문에 그 경우에는 氣血을 같이 補한다.

▸瘀血(**표 3**) : 血의 흐름이 원활하지 않아 도중에 정체되거나 끊어져버린 상태이다. 정체된 血은 血의 역할을 하지 못하고 오히려 유해하게 작용한다.

치료 원칙은 瘀血을 제거하는 약재를 사용하여 식사나 생활습관을 개선하면서 치료한다. 氣와 水의 이상과 관련된 경우가 많기 때문에 다면적으로 접근하여 치료해야 한다.

표 3. 瘀血 진단과 치료

瘀血 스코어			瘀血개선 약재	대표치료처방
소견	남	여		
안윤부 색소침착	10	10	• 牧丹皮	• 桂枝茯苓丸
안면 색소침착	2	2	• 桃仁	• 當歸芍藥散
皮膚甲錯	2	5	• 芍藥	• 桃核承氣湯
口脣의 暗赤化	2	2	• 當歸	
잇몸의 暗赤化	10	5	• 川芎	
혀의 暗赤紫化	10	10	• 紅花	
細絡(모세혈관확장)	5	5		
피하출혈	2	10		
手掌紅斑	2	5		
臍傍壓痛抵抗 : 左	5	5		
臍傍壓痛抵抗 : 右	10	10		
臍傍壓痛抵抗 : 中央	5	5		
회맹부압통 · 압통	5	2		
S상 결장부 압통 · 저항	5	5		
季肋部압통 · 저항	5	5		
치질	10	5		
월경장애	–	10		

진단기준 20점 이상 : 非瘀血病態
21점 이상 : 瘀血病態
40점 이상 : 重症의 瘀血병태
(寺澤捷年 : 『JJN 북스 그림으로 보는 和漢診療學』, 醫學書院, p44–45, 1996[1] 에서 인용)

표 4. 水滯(水毒) 진단과 치료

水滯 스코어		水滯개선약재	대표치료처방
몸이 무거운 느낌	3	• 白朮	○전신형
박동성 두통	4	• 茯苓	•五苓散
頭重感	3	• 猪苓	•猪苓湯
멀미를 잘함	5	• 澤瀉	•眞武湯
어지러움 · 어지러운 느낌	5	• 半夏	○피부 · 관절형
기립성 현훈	5	• 黃耆	•桂枝二越婢一湯
물같은 콧물	3	• 滑石	•防己黃芪湯
타액분비과다	3		○胸內型
泡沫狀 객담	4		•木防己湯
오심 · 구토	3		•小靑龍湯
腸鳴音의 항진	3		○心下型
조조강직	7		•茯苓飮
부종경향, 胃部振水音	15		•人蔘湯
胸水, 심낭수, 腹水	15		
臍上悸(복부대동맥 박동촉진)	5		
물같은 설사	5		
尿量減少	7		
多尿	5		

진단기준 합계 13점 이상 : 水滯 (水毒)
(寺澤捷年 : 『JJN 북스 그림으로 보는 和漢診療學』, 醫學書院, p48–49, 1996[1] 에서 인용)

표 5. 주요 약물의 주요성분과 그 부작용

약물	주요성분	작용	임상증상	주의가 필요한 포인트
麻黃	에페드린	교감신경흥분 중추흥분	불면 動悸 頻脈 흥분 혈압상승 發汗過多 배뇨장애	· 순환기질환 환자나 고령자에게의 투여 · 교감신경흥분약과의 병용
甘草	글리시리진산	칼륨배설촉진	혈압상승 부종 체중증가 탈력감 사지경련마비	· 한방약의 多劑병용(총투여량에 주의) · 이뇨약과 글리시리진산의 병용
附子	아코니틴 類	신경독	動悸 상기 혀의 저림 오심	· 附子중독
大黃	세노사이드 안트라키논론 類	瀉下	설사 복통	· 虛證 환자의 변비(과잉투여)
芒硝	硫酸나트륨	瀉下	설사 부종	· 과잉투여

(출전 : 日本東洋醫學會學術敎育委員會編 : 학생을 위한 한방의학 텍스트, p59 「표1 주요활성성분과 부작용」, 日本東洋醫學會(南江堂), 2007[4])

③ 水의 이상(水滯 또는 水毒) (표 4)

- "水"는 혈액 이외의 체액 전반을 말하지만 그 기능도 포함한 개념이다. 水毒에 관련된 증후는 다음 3가지로 분류한다.
- 水의 저류 : 부종 관절종창 胃內停水(위 안에 과잉체액이 저류된 상태) 복수.
- 水의 배설이상 : 배뇨이상 분비이상(타액과다 콧물과다 눈물과다 발한과다)
- 水毒관련 자각증상 : 頭重 현훈 구갈 뻣뻣함 물같은 객담 설사 동계 이명 등

한약의 부작용

- 양약에 비하여 부작용이 적다. 부작용의 정도도 치사에 이르는 경우는 적어, 상대적으로 안전성이 높다. 한약에 부작용이 상대적으로 적게 나타나는 이유는 부작용이나 독성이 적은 약재를 선택하여 치료에 응용해 온 결과라고 생각된다.
- 하지만 작용이 비교적 강력하여 주의해야 하는 제제가 있다. 임상에서 많이 사용하는 제제 중에 小柴胡湯과 甘草 地黃 麻黃 大黃 附子 芒硝 桃仁 등을 배합한 것은 부작용을 주의해야 한다.

주요 부작용에 대해서

① 간질성 폐렴

- 복약 중 발열, 기침, 호흡곤란, 호흡음 이상, 흉부 X선 상 간유리 같은 음영이 보이는 경우에는 이 증상을 의심한다. 조기에 적절한 처치를 시행하지 않으면 위험한 상황에 빠질 수 있다.
- 小柴胡湯 또는 小柴胡湯을 포함한 한약에서 자주 발생한다. 만성 간장애 특히 HCV(C형 간염 바이러스) 양성인 경우에 대부분 발생하고, 복약에서 증상발현까지는 약 6개월 이내인데 대부분은 2개월 이내에 발생한다. 중장년에서 잘 나타난다.

② 가성 알도스테론증 근육병증

- 甘草를 함유한 한약에서 발생한다. 증상으로는 저칼륨혈증, 혈압상승, 나트륨·체액 저류, 부종, 체중증가 등의 가성 알도스테론증 증상에 주의를 기울이고 이상이 보이면 투약을 중지해야 한다.

③ 습진 피부염

- 발진, 발적, 가려움 등 과민증에 의한 습진, 피부염이 발생한다.
- 桂枝 알레르기와 人參 黃耆를 포함한 처방에서 나타난다.

④ 간기능장애

- 한약으로 인한 간기능장애 발현빈도는 전약제성 간장애의 0.01~0.05%이다. 복약 후 1~2주 후에 발병하는 경우가 많다.
- 柴胡劑 등 黃芩을 포함한 처방에서 종종 나타나지만, 黃芩가 들어가지 않은 葛根湯 桂枝茯苓丸 大建中湯 등에서도 발생한다.

⑤ 방광염 유사 증상

- 小柴胡湯 柴胡桂枝湯 柴朴湯 등 柴胡劑가 원인인 경우가 많다. 발생 원인은 분명하지 않다.

⑥ 횡문근융해증

- 芍藥甘草湯과 小柴胡湯 투약으로 드물게 탈력감 근력저하 근육통 사지경련 등이 나타나는 경우가 있다. 진단근거로는 CPK 상승, 혈중 및 요중 Myoglobin 상승을 들 수 있다.

주요 약재의 주요활성성분과 그 부작용(임상증상)을 **표 5**에 제시한다[4].

일본 한방의학의 역사

- 중국 漢代(기원전 260~후 220)에 중국의학의 3대 고전이라 불리는 『黃帝內經』, 『神農本草經』, 『傷寒雜病論』이 완성되었다. 이들은 오늘날에도 가장 중요한 의학서의 위치를 차지하고 있다.
- 하지만 당시 중국의학은 일본에 바로 전해지지 않고, 야요이시대에는 기도나 원시적인 약초에 의한 의료가 중심이었다. 6세기 전반에 불교가 한반도를 통해 일본으로 전해졌고, 이 때 중국의학도 같이 전해지게 되었다.
- 6세기말 이래 遣隋使, 遣唐使에 의해 중국과 정식 교류를 시작하면서 의학문화가 직접적으로 대량 수입되었다. 701년에는 大寶 율령이 시행되어 醫制를 결정한 醫疾令에는 漢~六朝의 중국의서가 지정되어 학습하였다. 984년에는 일본 현존 최고 의서인 『醫心方』이 편찬되었다. 이것은 헤이안시대의 隋唐의학을 집대성한 것이다. 카마쿠라시대에는 日宋 무역을 배경으로 宋의 의학서가 전해지고 의료대상이 귀족 중심에서 일반 민중으로 옮겨갔다.
- 무로마치시대에는 중국의 明과 교류가 활발해져 明에 유학한 후 귀국한 田代三喜를 대표로 의사들이 의학계를 주도하고 최신 明의학 보급에 힘썼다. 무로마치시대부터 아즈치모모야마시대에는 田代三喜에게 수학한 曲直瀨道三이 활약하면서 많은 의서를 저술하였다.
- 17세기 후반, 에도 중기 이후의 일본 한방계는 『傷寒論』을 최고로 평가하여 여기에서 의학 사상을 추구하는 流派(古方派)가 주도하게 되었다. 고방파에 속한 명의로는 山脇東洋, 吉益東洞 등이 있고, 이 전통은 오늘날까지도 이어지고 있다. 그 후 처방의 유용성을 첫번째로 꼽고 임상에 도움이 되면 학파를 불문한 淺田宗伯이 있었다. 한편 에도 후기에는 기존에 함부로 이루어진 문헌해석을 비판하고 반성하여 한방 고전을 객관적으로 해석하고 정리하는 考證學派도 등장했다.
- 메이지시대에 들어와서는 신정부의 한방의학폐지 방침으로 인해 한방의학은 극도로 쇠퇴하였다. 하지만 그 후에도 민간 수준에서는 극히 일부에 의해 한방이 전파되었고, 쇼와시대가 되어서 다시 각광을 받게 되었다. 제2차 세계대전 전후에 활약한 奧田謙藏, 大塚敬節, 細野史郎, 矢數道明 등 선인들의 노력으로 한방의학이 오늘날에는 완전히 복원되었고, 그 결과 현대의학 안에서 살아남아 있다.
- 1950년에는 일본동양의학회가 설립되고 1970년대부터는 대학과 공적 연구기관에 한방의학 연구, 진료부문이 개설되어, 다수의 학회발표도 이루어지고 있다. 1976년에는 한방 엑기스제가 건강보험의료에 도입되어 70% 이상의 의사가 진료에 한방을 사용하고 있다.

뇌신경외과에서 한방의 의의와 학회

- 뇌신경외과는 본래 수술적 치료를 주로 하는 진료과이지만, 일본에서는 일반적으로 뇌신경외과 질환 관련 증후나 수술 후 모든 증상(不定愁訴를 포함)에 대해서도 일반 진료에서 한약을 사용하고 있다. 뇌신경외과에서 실질적으로 이루어지는 한방치료의 빈도는 아직까지 그렇게 많지 않고, 그 치료효과에 의문을 가지고 있는 의

사들도 많다. 저자도 한방치료의 경험이 없었다면 그러했을 것이다.

- 하지만 증례의 적응으로 보아 한약을 사용해 보면 놀라울 정도로 주효한 경우가 적지 않다. 또한 실제 뇌신경외과 질환에서도 서양의학적 치료로는 힘든 경우나, 양약으로 효과가 있어도 부작용이 있는 경우 등에 한약을 사용하면 종종 유효하다는 보고가 있다.
- 서양의학 내에서 한방요법의 유용성, 의의를 인식하게 되면서 이러한 경험이 있는 도쿄 근교의 뇌신경외과의가 모여 1996년 일본대학 뇌신경외과(片山容一 교수)가 중심이 되어 「뇌외과와 한방」이라는 명칭으로 제1회 연구회가 시작되었다. 2001년에는 일본의대 뇌신경외과 高橋 弘 교수가 회장으로 제10회째 연구회를 맞이하게 되었다. 이를 계기로 「일본뇌신경외과 한방의학회」라고 명칭을 변경하고 전국규모의 학회가 되어 회원, 학회연제수도 증가하여 더한층 발전을 이루었다. 2007년에는 11월 쇼와대학 뇌신경외과 藤本 司 교수를 회장으로 모시고, 2008년 17회째 학회는 츠쿠바대학 뇌신경외과의 松村 明 교수가 회장으로 도시 센터(도쿄, 아카사카)에서 열렸다. 지금까지의 학회에서는 회원 교육을 위한 「뇌신경외과 영역의 한방치료」라는 특별강연과 앞으로 한방치료를 시작하는 의사들을 위한 「뇌신경외과의를 위한 한방 입문 세미나」라는 강연을 하였다. 한편 연구발표로는 두통, 감염증, 뇌혈관장애, 인지증, 악성 뇌종양, 두부외상, 변형성척추증 등의 질환과 이들 질환에 관련된 모든 증상, 수술 후 不定愁訴 등에 대한 한방치료의 유효성을 보고하였고, 그 사용빈도도 증가하는 추세에 있다.

뇌신경질환에 사용하는 한방처방의 주요 한약(표 6)

- 뇌신경질환에 사용되는 한약과 약재 일람을 **표 6**에 기재하였다.

1. 黃耆

① 기원

- 콩科의 황기, 또는 동속 식물의 뿌리를 건조한 것

② 작용

- 혈압강하작용이 있다. 이것은 黃耆에 많이 함유된 GABA (γ –aminobutyric acid)에 의한 것으로 보인다.
- 약한 혈관확장작용, 항균작용 등이 있다.
- 한방진료에서는 氣虛를 개선하고, 오장 기능을 활성화시킨다. 특히 체표에 정체된 水를 제거하는 힘이 있다.
- 체력이 피폐해진 상태, 부종, 관절수종, 발한이상 등을 개선 목표로 하는 처방에 배합하는 경우가 많다.

③ 대표적 한약

- 補中益氣湯 十全大補湯 半夏白朮天麻湯 人參養榮湯

2. 黃芩

① 기원

- 꿀풀科의 황금의 뿌리 주변 껍질을 제거하여 건조시킨 것

② 작용

- 소화관과 그 주변의 熱을 식히고, 水滯를 제거하여 心窩部의 막힘과 팽만감, 구토나 설사 등의 증상을 치료한다.
- 柴胡+黃芩의 병용을 자주 사용하고 柴胡劑로서 처방한다.

③ 대표적 한약

- 小柴胡湯 大柴胡湯 柴胡加龍骨牡蠣湯 柴胡桂枝湯 半夏瀉心湯 黃連解毒湯

3. 黃連

① 기원

- 미나리아재비科의 황련, 또는 동속식물의 細根을 제거하여 根莖을 건조시킨 것. 주성분인 베르베린은 양약으로도 이용되고 있다.

② 작용

- 베르베린에는 콜린에스테라제 억제작용이 있다고 알려져 있다.

- 약리작용으로 항염증작용 해열작용 중추억제작용 혈압강하작용 苦味健胃작용 장내항균 止瀉작용이 있다.
- 한방진료에서는 熱을 식히고, 水滯를 제거하고, 心窩部의 막힘과 팽만감 · 설사 · 구토를 치료한다.
- 黃芩과 조합을 이루어 瀉心湯類로 불리며, 여기에는 黃連解毒湯 三黃瀉心湯 溫淸飮이 있다.

③ 대표적 한약

- 소화기 작용을 주목적으로 하는 경우 : 半夏瀉心湯 黃連湯 등
- 상기 · 흥분을 진정시키는 효과를 기대하는 경우 : 黃連解毒湯 三黃瀉心湯
- 항염증작용, 항균작용을 기대하는 경우 : 黃連解毒湯 淸上防風湯
- 지혈효과를 기대하는 경우 : 黃連解毒湯 三黃瀉心湯 溫淸飮

4. 葛根

① 기원

- 콩과의 칡, 또는 동속식물의 뿌리 주변 껍질을 제거하여 건조시킨 것. 칡뿌리에서 채취한 전분으로 葛湯과 葛餠을 만든다.

② 작용

- 한방진료에서 熱을 식히고 뒷머리와 등이 뻣뻣해지는 증상을 치료하는 기능이 있다.

③ 대표적 한약

- 葛根湯

5. 甘草

① 기원

- 콩과 감초의 뿌리 건조품. 주요 성분은 glycyrrhizic acid 등이다.

② 작용

- 감초 엑기스에는 진경작용, 코르티코 스테로이드 양 작용, 에스트로겐 양 작용, 항궤양작용 등이 있다.
- glycyrrhizic acid는 스테로이드 양 작용(항염증작용, 항알레르기작용)이 있다. 이 때문에 가성 알데스테론증(혈압상승, 근병증, 혈청 칼륨 저하)을 일으키는 경우가 있으므로 주의를 요한다.
- 그밖에 면역계에는 인터페론 유도작용, 바이러스 성장 억제 작용이 있다.
- 한방진료에서 甘草는 모든 약재의 기능을 하나로 종합하는 역할을 한다고 보고, 사용빈도가 가장 높은 약재이다.
- 통증과 精神不隱, 섬망, 煩悶 등 急迫증상을 완화시킨다.

③ 대표적 한약

- 芍藥甘草湯 補中益氣湯 桂枝湯 麻黃湯 小柴胡湯 半夏瀉心湯

6. 桂枝 桂皮

① 기원

- 녹나무과의 육계나무 또는 그 동속식물의 樹皮를 건조시킨 것. 시나몬의 일종.

② 작용

- 발한 해열 진통약으로 또는 健胃 驅風 矯味藥으로 사용된다.
- 신체를 따뜻하게 하고, 말초순환을 개선하는 작용도 있다.
- 한방진료에서는 氣순환을 조정하고, 가볍게 땀을 내어 체표면에 있는 병사를 제거한다. 太陽病期에 관련된 대부분의 한방에서는 桂枝가 배합되고, 瘀血을 개선하는 처방에도 桂枝를 사용하는 것이 있다.

③ 대표적 한약

- 桂枝湯 葛根湯 麻黃湯 桂枝茯苓丸 桂枝人蔘湯 五苓散 八味地黃丸.

7. 厚朴

① 기원

- 일본산을 和厚朴, 중국산을 唐厚朴이라고 한다. 전자는 목련과의 일본 목련의 樹皮. 후자는 목련과 후박

의 樹皮로서 후자가 더 좋은 제품이다.

② 작용

- 진정작용 중추성이완작용 항스트레스궤양작용 항균작용 등이 있다.
- 厚朴의 성분 중 하나인 Magnocurarine에 curare와 같은 작용이 있다.
- 한방진료에서는 이뇨 지사 진해 정장 소화약으로서 사용한다.
- 불안, 억울상태가 주된 증상인 정신, 신경계 질환에 사용되는 처방(半夏厚朴湯 柴朴湯 大承氣湯)에 들어간다.
- 흉복부의 팽만, 복통에도 응용된다.

③ 대표적 한약

- 半夏厚朴湯 柴朴湯 通導散

8. 柴胡

① 기원

- 미나리科의 시호, 또는 그 변종의 뿌리를 건조시킨 것

② 작용

- 약리효과는 다양하며 항염증작용, 항알레르기작용, 중추억제 등 중추신경계에 작용한다. 그리고 항궤양작용, 간장애 개선작용, 혈중 콜레스테롤 저하 작용, 평활근 이완작용, 항스트레스 등에 관한 보고가 있다.
- 柴胡를 함유한 처방의 작용으로 근래 특히 주목을 끌고 있는 것이 면역조절작용, 스테로이드성 작용이다.
- 한방진료에서는 일반적으로 만성질환에 폭넓게 사용한다. 기관지염, 간염, 신염 등 염증성 질환과 알레르기성 질환 뿐 아니라 각종 정신증상을 동반한 질환, 심신증 등에도 빈용된다. 감기에 잘 걸리는 체질 개선 등에도 사용된다.
- 柴胡를 함유한 처방의 중요한 사용목표는 "胸脇苦滿" 복부 소견이다. 대사조절과 근긴장, 易怒性이라는 한방의 "肝" 기능이상을 조정하는 약이다.

③ 대표적 한약

- 小柴胡湯 大柴胡湯 柴胡桂枝湯 柴胡桂枝乾薑湯 柴胡加龍骨牡蠣湯 柴苓湯 加味逍遙散 抑肝散 補中益氣湯

9. 山梔子

① 기원

- 꼭두서니科의 치자나무, 또는 동속식물의 과실을 건조시킨 것.

② 작용

- 총담관결찰 토끼의 혈액 · 말초임파 중 빌리루빈 상승을 억제하고, 黃疸에 유효하다.
- 山梔子에는 지혈 소염 진정작용이 있다.
- 한방진료에서는 熱을 식히고, 정신을 안정시킨다. '血'에 熱이 있어 나타나는 상기, 胸內苦敏感 등을 치료하며 '氣鬱' 을 개선하는 약재이다.

③ 대표적 한약

- 黃連解毒湯 溫淸飮 加味逍遙散

10. 地黃

① 기원

- 현삼科의 지황, 또는 동속식물의 뿌리. 그 상태 그대로 건조한 것을 乾地黃, 쪄서 건조한 것을 熟地黃이라고 한다.

② 작용

- 성분으로서 일리도이드 배당체 등이 알려져 있다. 약리효과에 대해서는 약한 이뇨작용, 약한 혈당강하작용 등에 관한 보고가 있으나 아직 밝혀지지 않은 부분이 많다.
- 한방진료에서는 자윤작용(건조 위축된 피부점막을 윤택하게 하는 작용), 강장 및 補劑작용, 보혈작용(血虛, 곧 빈혈 양상의 상태를 개선하는 작용) 등이 있다고 본다.
- 腎기능을 활성화하는 약재로서 水의 이상도 개선한다.
- 노인질환 전립선비대 당뇨병 부인질환에 주로 사용하는 처방에 폭넓게 응용된다.

③ 대표적 한약

- 八味地黃丸 牛車腎氣丸 四物湯 十全大補湯 人參養榮湯

11. 芍藥

① 기원

- 미나리아재비科의 작약, 또는 그 근연식물의 뿌리를 건조시킨 것

② 작용

- 평활근 · 골격근에 상관없이 근육攣縮을 이완시키는 작용 鎭痙작용, 진통작용이 있다.
- 복부의 강한 疝痛발작, 담석발작, 요로결석 발작 등에도 사용한다. 장관운동 조정작용이 있다.
- 血순환을 개선하는 대표적인 약재. '氣' 를 순환시키는 桂枝와 배합하여 사용하는 경우가 많다.

③ 대표적 한약

- 芍藥甘草湯 桂枝湯 桂枝加芍藥湯 小建中湯 桂枝茯苓丸 當歸芍藥散 四物湯 眞武湯

12. 生薑 乾薑

① 기원

- 생강科의 생강의 根莖을 그대로 건조 건조이 生薑, 뜨거운 물에 살짝 데쳐 코르크 껍질을 제거하고 달인 후 건조시킨 것이 乾薑이다. 요리에 사용하는 뿌리 생강이다.

② 작용

- 生薑(그늘에서 말린 것)은 주로 소화기능을 조정한다.
- 乾薑(껍질을 제거하여 쪄서 말린 것)은 몸을 따뜻하게 하는 힘이 강력하고, 水滯를 개선하는 작용도 있다. 따라서 소화기계, 호흡기계의 냉증을 동반한 병태를 치료하는 데에 매우 중요한 역할을 한다.

③ 대표적 한약

- 生薑 : 桂枝湯 小柴胡湯 補中益氣湯
- 乾薑 : 人蔘湯 四物湯 大建中湯 苓薑朮甘湯

13. 川芎

① 기원

- 미나리科의 천궁의 根莖을 보통 뜨거운 물에 살짝 데쳐 건조시킨 것. 미나리과에는 當歸 柴胡 등도 있다.

② 작용

- 진정 항염증 항알레르기 평활근이완 등의 작용이 있고, 血과 氣의 순환을 개선하며, 통증과 경련 등을 치료하는 약재이다.
- 川芎과 當歸는 조합하여 사용하는 경우가 많고, 성분면에서도 유사하다.

③ 대표적 한약

- 當歸芍藥散 四物湯 十全大補湯 抑肝散 疏經活血湯

14. 大黃

① 기원

- 마디풀科의 대황 및 동속식물의 根莖을 건조시킨 것

② 작용

- 성분에 세노사이드류, 탄닌, 라탄닌이 있다고 알려져 있다. 세노사이드류는 경구투여하면 대장점막 · 근층의 신경총을 자극하여 횡행~하행 결장 운동을 항진시키고, 내용성분의 흡수를 방해하여 사하효과를 발휘한다.
- 또한 항균작용 중추작용도 있다.
- 한방진료에서는 血과 氣의 정체를 개선하고 氣血의 과잉상태를 해소하고, 熱을 식히는 작용 등이 있다.

③ 대표적 한약

- 주로 사하작용을 목적으로 하는 처방 : 大黃甘草湯 麻子仁丸
- 사하 이외의 효과(중추작용 항염증작용 항균작용 구어혈작용 등)을 목적으로 하는 처방 : 桃仁承氣湯 大柴胡湯 三黃瀉心湯 등

15. 大棗

① 기원

- 갈매나무科의 대추, 또는 근연식물, 과실을 건조시킨 것. 요리와 과자에도 사용하는 대추 열매이다.

② 작용

- 소화기능을 조정하고, 정신을 안정시키며, 통증을 없

애주는 작용이 있다.

- 또한 이뇨약으로도 쓰이고, 상당히 많은 처방에 배합된다.

③ 대표적 한약

- 桂枝湯 小柴胡湯 半夏瀉心湯 補中益氣湯 麥門冬湯

16. 澤瀉

① 기원

- 택사科의 질경이택사 또는 그 근속식물의 줄기, 잎, 뿌리를 제거한 塊莖을 건조시킨 것. 질경이택사가 수초라는 점에서 물을 처리하는 힘이 있다고 보고 사용되기 시작하였다.

② 작용

- 이뇨 止渴 驅水藥으로 이용되고, 어지러움과 구토를 멈추게 하는 작용이 있다.
- 熱을 식히는 작용이 있다.

③ 대표적 한약

- 五苓散 猪苓湯 當歸芍藥散 半夏白朮天麻湯 八味地黃丸 牛車腎氣丸

17. 釣鉤藤

① 기원

- 꼭두서니科의 釣鉤등의 줄기의 갈고리 부위를 중심으로 한 부분

② 작용

- 진경·진통작용 외에 혈압강하, 收攣작용 등이 알려져 있다.
- 한방진료에서는 고혈압증의 두통, 현기증, 뇌동맥경화, 경련 등에 사용한다.

③ 대표적 한약

- 釣藤散 抑肝散 抑肝散加陳皮半夏

18. 猪苓

① 기원

- 구멍쟁이버섯科의 猪苓의 균핵을 건조시킨 것. 깊은 산속의 너도밤나무나 단풍나무의 고목에 자라는 버섯이다.

② 작용

- 이수 지갈 해열작용이 있다. 구갈과 부종, 소변 배출의 악화 등에 사용한다. 茯苓에도 이수작용이 있다.

③ 대표적 한약

- 五苓散 猪苓湯 柴苓湯

19. 當歸

① 기원

- 미나리科의 참당귀, 또는 그 근연식물의 뿌리를 뜨거운 물에 살짝 데쳐 건조시킨 것.

② 작용

- 진통·진정 말초혈관확장 항염증 등의 작용이 있다. 血의 부족을 보충하고, 血의 순환을 개선하는 약재이다.
- 한방진료에서는 溫性驅瘀血劑 및 血虛에 사용하는 약으로 빈혈 냉증 혈행장애 울혈상태 월경이상 신체통 만성염증 알레르기성질환 교원병 등의 처방에 포함된다.

③ 대표적 한약

- 當歸를 포함한 대표적인 처방은 當歸芍藥散 四物湯 2가지이다.
- 그밖에 當歸四逆加吳茱萸生薑湯 溫經湯 抑肝散이 있다.

20. 桃仁

① 기원

- 장미科의 복사나무 또는 그 변종이 성숙된 종자를 건조시킨 것. 복숭아를 먹은 후에 남은 딱딱한 씨앗을 자르면 아몬드와 같은 종자가 보인다.

② 작용

▸ '瘀血' 을 제거하는 대표적인 약재 중 하나. 약리학적으로는 혈액 응고 억제작용이 있다.
▸ 그 외 腸을 윤활하게 하는 작용이 있어 변비를 위한 처방에도 사용한다.

③ 대표적 한약

▸ 桂枝茯苓丸 疎經活血湯

21. 人蔘

① 기원

▸ 두릅나무科의 인삼의 細根을 제거한 根을 그대로 사용하거나, 뜨거운 물에 살짝 데쳐 건조시킨 것. 속칭 朝鮮人蔘이다.

② 작용

▸ 補脾益氣, 결국 소화기능을 도와 생체기능을 활성화하는 대표적인 약재이다.
▸ 한방진료에서는 강장강정 정신안정 기력체력증진 노화방지 및 생명연장 등에 유용하다고 본다.
▸ 虛證에 사용하는 補劑이며, 實證에 잘못 사용하면 흥분 불면 상기 안면홍조 외에도 습진 혈압 상승이 나타나는 경우가 많다.

③ 대표적 한약

▸ 小柴胡湯 柴胡桂枝湯 半夏瀉心湯 柴胡加龍骨牡蠣湯 吳茱萸湯 補中益氣湯 十全大補湯

22. 半夏

① 기원

▸ 천남성科의 반하의 코르크층을 제거하여 球莖을 건조시킨 것

② 작용

▸ 水滯를 제거하고 氣순환도 조절하는 약재
▸ 한방진료에서는 구토, 가슴에서 목까지의 통증과 답답함, 기침 등이 사용목표이다.

▸ 따끔따끔한 자극적인 맛을 완화하기 위하여 生薑 또는 乾薑과 같이 사용하는 경우가 많다.

③ 대표적 한약

▸ 半夏瀉心湯 半夏白朮天麻湯 小柴胡湯 柴胡桂枝湯

23. 白朮 蒼朮

① 기원

▸ 白朮은 국화科의 백출, 蒼朮은 국화과의 A. lance DC로 모두 根莖을 건조시킨 것

② 작용

▸ 白朮 蒼朮은 모두 소화기능을 조절하여 기의 기능을 돕고, 水滯를 제거하는 작용도 있다. 白朮은 전자의 기능이 우수하고, 蒼朮은 후자의 기능이 뛰어나다.

③ 대표적 한약

▸ 五苓散 當歸芍藥散 眞武湯 苓桂朮甘湯 桂枝加朮附湯 抑肝散

24. 茯苓

① 기원

▸ 구멍쟁이버섯科의 복령의 균핵을 건조시킨 것. 소나무 등의 뿌리에 기생하는 버섯의 일종이다.

② 작용

▸ 이뇨작용, 진정작용 등이 있다. 요량감소 부종 심계항진 근육의 간대성 경련, 현기증 구갈 등에 사용한다.
▸ 朮 猪苓 半夏 澤瀉 등은 모두 水毒(滯) 상태에 사용하는 대표적인 한약 중 하나이다. 매우 폭넓게 각종 처방에 배합된다.

③ 대표적 한약

▸ 五苓散 猪苓湯 當歸芍藥散 眞武湯 苓桂朮甘湯 桂枝茯苓丸 八味地黃丸

25. 附子

① 기원

▸ 미나리아재비科의 부자의 뿌리이다. 母根은 조두라고

하고 子根은 부자이다. 부자는 예로부터 화살촉에 발라 독약으로 사용되었고, 전체가 유독한 식물성 염기류를 함유한다.

② 작용

- 강심작용이 있다. 투여량이 증가함에 따라 초기에는 심박수 증가, 다음으로 자극 전도계의 작용으로 인한 부정맥, 마지막으로는 확장기 심정지의 3단계 변화가 있다고 한다.
- 진통, 항염증작용도 알려져 있다.
- 물질대사에 대한 작용으로는 glucose 등 산화촉진, lactic acid의 생성촉진, 산소소비량이 증가한다고 한다.
- 한방진료에서는 陰虛證에 사용하는 대표적인 생약으로 쇠약해진 신진대사를 부활시켜 몸을 따뜻하게 하는 작용이 있다. 陰虛證은 신진대사저하상태로 안색이 창백하며 저혈압, 서맥, 저체온 경향이 있고, 냉증으로 사지가 차갑고, 동작, 발성 등 모두가 완만해져 힘이 없는 상태이다.

③ 대표적 한약

- 眞武湯 四逆湯 桂枝加朮附湯 八味地黃丸 牛車腎氣丸

26. 牧丹皮

① 기원

- 미나리아재비科의 모란의 根皮를 건조시킨 것

② 작용

- 약리학적으로는 항염증, 항알레르기작용, 항동맥경화작용, 응고선용계에 대한 작용 등이 있다.
- 牧丹皮는 桃仁과 함께 구어혈제의 대표적 약재이다.
- 한방진료에서는 血滯를 해소하고 血行을 개선하면서 熱을 식히는 작용이 있다고 한다. 陽病期에서 맥력도 복력도 충실한 사람의 瘀血을 치료하는 데 사용한다.
- 위장이 허약한 경우에는 위의 불쾌감, 식욕저하 등을 일으킬 수 있다.

③ 대표적 한약

- 桂枝茯苓丸 八味地黃丸 加味逍遙散 牛車腎氣丸

27. 麻黃

① 기원

- 마황科의 초마황의 地上莖을 건조시킨 것.

② 작용

- 교감신경흥분 작용과 중추흥분작용을 모두 갖춘 물질 중 대표적인 에페드린 및 각종 유도체를 함유한다.
- 유도체 중 하나인 Pseudo에페드린에는 비교적 강한 항염증작용과 진통작용이 있다고 증명되었다.
- 한약 중에서는 비교적 강한 약리작용이 있기 때문에 확실한 임상 효과를 기대할 수 있는 반면 잘못 사용하면 유해 작용도 발생할 수 있다. 곧, ① 위장이 허약한 체질은 유해 작용이 나타나기 쉽다. 식욕저하, 복통, 변비, 설사와 불면, 흥분, 동계, 빈맥, 발한 등을 일으키는 경우가 있다. ② 고령자는 유해 작용이 잘 나타난다. ③ 허혈성 심질환, 신부전, 심부전에는 거의 금기상태이다.
- 한방진료에서는 발한으로 체표에 있는 병사를 제거하면서 水滯를 해소한다. 기관지확장으로 인한 기침, 천명음에 효과가 있다.

③ 대표적 한약

- 발한 해열 항염증효과를 주요 목적으로 함 : 葛根湯 麻黃湯 등
- 두통 등 진통 항염증작용을 주요 목적으로 함 : 葛根湯 麻黃附子細辛湯 등
- 진해거담을 주요 목적으로 함 : 小靑龍湯 麻杏甘石湯 등
- 항알레르기 작용을 주요 목적으로 함 : 小靑龍湯 麻黃附子細辛湯 등

>> 참고문헌

1) 寺澤捷年：JJN ブックス　絵でみる和漢診療学，医学書院，東京，1996
2) 松田邦夫，稲木一元，丁　宗鐵：漢方治療の ABC（松田邦夫，稲木一元，佐藤　弘編），日本医師会雑誌　臨時増刊 100：1992
3) 日本東洋医学会学術教育委員会編：入門漢方医学，日本東洋医学会（南江堂），2002
4) 日本東洋医学会学術教育委員会編：学生のための漢方医学テキスト，日本東洋医学会（南江堂），2007
5) 花輪壽彦：漢方診療のレッスン，金原出版，東京，2001
6) 寺澤捷年，喜多敏明編：EBM 漢方，医歯薬出版，東京 2003
7) 水野修一総編：漢方内科学，メディカルユーコン，京都 2007

표 6. 뇌신경질환에 사용되는 주요 한방약과 약재

生藥 / 漢方藥	黃連	黃芩	黃耆	葛根	甘草	桂枝(皮)	厚朴	柴胡	山梔子	地黃	芍藥	生(乾)薑	川芎	大黃	大棗	澤瀉	釣鉤藤	猪苓	當歸	桃仁	人蔘	半夏	白(蒼)朮	茯苓	附子	牧丹皮	麻黃	吳茱萸	細辛	麥門冬	牡蠣	龍骨
葛根湯				●	●	●					●	●			●												●					
八味地黃丸						●			●	●						●								●	●	●						
小柴胡湯		●			●			●				●			●						●	●										
柴胡桂枝湯		●			●	●		●			●	●			●						●	●										
柴胡桂枝乾薑湯		●			●	●		●				●																			●	
柴胡加龍骨牡蠣湯		●	●			●		●				●			●						●	●		●							●	●
半夏瀉心湯		●	●		●							●			●						●	●										
黃連解毒湯		●	●						●																							
五苓散						●										●		●					●	●								
桂枝加朮附湯					●	●					●	●			●								●		●							
當歸芍藥散											●		●			●			●				●	●								
加味逍遙散					●			●	●		●	●							●				●	●		●						
桂枝茯苓丸						●					●									●				●		●						
麥門冬湯					●										●						●	●								●		
眞武湯											●	●											●	●	●							
吳茱萸湯												●			●						●							●				
半夏白朮天麻湯	●											●				●					●	●	●	●								
當歸四逆加吳茱萸生薑湯					●	●					●	●			●				●									●	●			
苓桂朮甘湯					●	●																	●	●								
猪苓湯																●		●						●								
補中益氣湯	●				●			●				●			●				●		●		●									
釣藤散					●							●					●				●	●			●					●		
十全大補湯	●				●	●				●	●		●		●				●		●	●										
疎經活血湯					●					●	●	●	●						●	●			●	●								
抑肝散					●			●					●				●		●				●	●								
桂枝加芍藥湯					●	●					●				●																	
芍藥甘草湯					●						●																					
桂枝人蔘湯					●	●						●									●		●									
抑肝散加陳皮半夏					●			●					●					●	●			●	●	●								
治打撲一方					●	●							●	●																		
牛車腎氣丸						●				●						●								●	●	●						
人蔘養榮湯	●				●	●				●	●								●		●		●	●								
柴苓湯		●			●	●		●				●			●	●		●			●	●	●	●								
麻黃附子細辛湯																									●		●		●			

II

뇌신경질환에서 살펴 본 한방치료

- 뇌신경외상
- 외상성 경부증후군
- 뇌혈관장애
- 혈관성 인지증(뇌혈관성 인지증)
- 뇌종양
- 뇌신경질환에 합병한 MRSA감염증
- 전간
- 인지증

뇌신경외상 02

| 요점 |

1. 일반적으로 뇌신경외상 치료에서 급성기의 경우, 내원 후 적절한 서양의학적 진단을 하여 그에 따른 수술적 치료와 서양의학적 보존적 치료를 하면, 대부분 경과가 좋고 개선된다고 생각한다.
2. 하지만 서양의학적 치료를 계속했음에도 불구하고 증상이 만성화 또는 난치성이 되거나 부작용 때문에 양약 치료가 곤란해지는 경우도 많다. 따라서 서양의학적 치료에 한방치료를 병용 또는 한방 단독치료로 변경하여 치료효과가 좋아지는 경우도 많다.
3. 지금까지 보고된 한방치료 적응 가능 주요 뇌신경외상영역 질환은 ① 안면외상 후 종창·동통 ② 외상 후 만성동통·두통 ③ 외상성 경부증후군에 의한 만성두통·자율신경증후·Barre-Lieou 증후군 ④ 외상성 후각장애 ⑤ 만성경막하혈종 등이 있다. 문헌적 고찰을 중심으로 몇 가지 필자의 경험 증례를 바탕으로 서술하고자 한다.

대표적 한방처방

1. 治打撲一方
2. 柴苓湯
3. 桂枝加朮附湯
4. 吳茱萸湯
5. 當歸芍藥散
6. 五苓散

안면외상 후의 종창·동통

안면외상의 종창·통증에 대하여 治打撲一方으로 치료[1)]

→ 治打撲一方

구성약물 : 桂皮 川芎 川骨 甘草 大黃 丁子 樸樕

- 일반적으로 안면외상은 외상을 입은 후 약 1개월 정도면 대부분 자연치유 된다. 櫻井 등[1)]은 안면외상환자 13례에 예로부터 사용했던 治打撲一方을 2주간 단독요법으로 시행하였다. 그 결과, 보다 이른 시기에 종창이 개선되고, 통증은 완화되어 이 치료법이 유효함과 동시에 안전하고 환자의 만족도가 높았다고 보고하였다.
- 治打撲一方은 주로 골절·타박에 의한 종창·통증을 치료하며, 에도시대 香川修庵가 고안한 처방이다. 7가지 약물로 구성되어 있고 약효는 주로 항염증작용이다.
- 한편 타박 등에 의한 내출혈과 좌상은 급성으로 발생하는 국소적 혈액 정체인 「瘀血」의 일부로 생각되며, 구성약물인 川芎 樸樕 川骨 大黃 등이 가지고 있는 「瘀血」을 치료하는 작용이 효과를 발휘한다고 생각된다.

안면골절 수술 후의 종창에 대한 柴苓湯의 유효성[2)]

→ 柴苓湯

구성약물 : 柴胡 澤瀉 半夏 蒼朮 大棗 猪苓 人參 茯苓 甘草 桂皮 生薑

- 小坂 등[2)]은 안면 광대뼈 골절 수술 후의 종창 증례에 柴苓湯을 투약하였다. 그 결과 안면종창 경감효과가 양약 소염진통제를 투여한 경우보다 유효하다는 것을 3차원 레이저 계측기를 사용하여 밝혀냈다.
- 柴苓湯은 五苓散(이수작용)과 小柴胡湯(항염증작용)의 합방으로, 치료효과는 항부종작용과 내인성 스테로이드 증가에 의해 나타난다고 생각된다.

광대뼈 골절 후에 발생한 통증(CRPS type II), 안면종창·발적에 대한 桂枝加朮附湯의 효과[3)]

→ 桂枝加朮附湯

구성약물 : 桂皮 芍藥 蒼朮 大棗 甘草 生薑 附子

- 千葉 등[3]은 광대뼈 골절 후에 발생한 난치성 통증(CRPS type II)(복합성국소동통증후군)에 桂枝加朮附湯이 효과가 있고, 안면 종창·발적도 개선된 증례를 보고하였다.
- 본 증례의 통증은 지속성·작열성 자발통과 異痛症·지각이상을 동반하여 서양의학적 약물요법과 신경 블록을 받았으나 개선되지 않았다. 桂枝加朮附湯의 구성 약물 중 桂枝 生薑은 말초혈액순환을 촉진시키고, 桂枝 生薑 蒼朮 附子는 잉여 수분을 제거하는 작용을 하며, 附子는 강력한 진통작용을 한다.
- 본 증례는 한의학적 表寒證으로 통증이 한랭에 의해 악화되었다는 점에 착안하여 이 처방을 사용하였다. 먼저 냉한 것이 좋아지고, 그 다음 정신증상, 안면종창 순서로 개선되고 마지막으로는 통증이 2할 정도까지 경감되었다고 한다.

외상 후의 만성동통

두부외상 후의 두통[4] → 吳茱萸湯

- 吉井[4]는 두부외상 후 장기간 지속된 64례의 만성두통에 吳茱萸湯을 투여하여 47례(73.4%)가 유효했고, 약 30%는 著效했다고 보고하였다. 부작용은 1례도 없었고, 두부외상 후 두통에는 먼저 吳茱萸湯을 사용해야 한다고 했다.
- 吳茱萸湯은 주성분인 吳茱萸에 endiamine과 rutacarpine으로 대표되는 알칼로이드가 함유되어 진통작용을 발휘한다. 64례의 두통 양상은 두중감·두부압박감·욱신욱신거리는 통증·두부 저린감·뭔가를 덮어쓴 것 같은 느낌 등이었는데, 이 중 57례는 근긴장성 두통 또는 혼합성 두통이었다. 吳茱萸湯은 본래 편두통(migraine)에 효과가 뛰어나지만, 이번 증례와 같이 근긴장형 두통 또는 혼합성 두통의 만성형에도 유효하다는 것을 확인할 수 있었다.

만성두통에 대한 한방치료의 효과[5]

→ 吳茱萸湯 加味逍遙散 當歸芍藥散 桂枝茯苓丸

- 牛久保 등[5]은 만성두통 195례 중 두부외상 후 두통 12례, 뇌수술 후 두통 11례에 한약을 투약하여 양호한 결과를 얻어 보고하였다.
- 두부외상에는 吳茱萸湯 加味逍遙散부터 시작하여, 효과가 없는 경우에는 當歸芍藥散 桂枝茯苓丸 등을 투여하였다고 보고했다. 뇌수술 후 두통에는 吳茱萸湯 또는 釣藤散부터 시작하여, 효과가 없는 경우에는 證에 따라 五苓散 加味逍遙散 黃連解毒湯 釣藤散 등으로 처방을 변경하였다.

외상 후 만성동통에 대한 治打撲一方의 활용[6]

- 織部 등[6]은 두경부외상, 척추척수손상, 사지 등의 외상 후 만성동통이 있는 23례의 환자를 대상으로 연구하였다. 이들은 모두 NSAIDs를 비롯한 서양의학적 치료가 무효한 증례였는데, 腹診에서 高木의 복부압통점이 보였다. 이 중 23례에 治打撲一方을 투약하여 만성동통은 21례(91.3%)가 개선되고 매우 유효하였다고 보고하였다.
- 외상 후와 수술 후의 통증에는 일반적으로 서양의학에서는 NSAIDs(소염진통제)가 급성기에 사용되며 매우 유효하지만, 만성화와 함께 병태가 陰證化하는 경향이 있어 무효한 경우도 많다. 동양의학에서는 서양의학에는 없는 「陰陽·虛實·氣血水理論」에 따른 병태해석이 있기 때문에 서양의학적 치료로는 난치 증례이더라도 이들 해석에 따라 각 증례에 적절한 한방치료를 선택해 사용하여 유효한 경우가 많다.

외상성 후각장애에 대한 한방치료

감기 후 또는 외상성 후각장애에 대한 當歸芍藥散의 치료 효과[7] → 當歸芍藥散

구성약물 : 芍藥 蒼朮 澤瀉 茯苓 川芎 當歸

- 三輪 등[7]은 감기 후 및 외상성 후각장애환자에게 ① 스테로이드 점적 단독요법 ② 스테로이드 점적과 當歸芍藥散 병용요법 ③ 當歸芍藥散 단독요법에 의한 치료를 시행하였다. 이들 치료 전후의 T & T Olfactometer에 의한 기준 후각검사를 사용하여 치료효과를 비교하였다. 외상성 후각장애에서는 當歸芍藥散 단독 투여례

가 스테로이드 점적의 단독 요법에 비해 뒤지지 않는 좋은 성과를 보였다.

- 當歸芍藥散은 중추에 대해 choline 작동성 neuron의 활성을 높이는 작용이 있어, 알츠하이머병의 치료에도 응용되고 있다. 더욱이 혈액순환개선작용, 세포사 억제작용, 臭球 신경성장인자를 증가시킨다는 보고도 있다.

[증례] 50대 여성 : 외상성 후각장애

진단 : 뇌좌상(좌전두엽), 외상성 지주막하 출혈, 두개골 골절, 외상성 후각장애

2006년 9월 상순에 트럭 수하물 칸에서 떨어져 상처를 입고 입원. 내원시 의식 2점, 상처를 입은 당시 기억이 없고, 역행성 기억상실이 있었다. 입원시부터 후두부통증, 左耳部 출혈이 있었다. 신경학적으로는 후각상실(양측), 좌청력장애, 미각상실이 확인되었다. CT에서는 좌전두엽에 경도의 뇌좌상과 경도의 지주막하 출혈이 확인되었다. 입원 후에 보존적 치료로 전신상태는 개선되어 사고 후 18일만에 퇴원했다.

1주일 후, 이비인후과 진료. 냄새를 전혀 느끼지 못하는 양측 후각상실을 확인하였고, 좌청력장애 · 미각장애를 확인하였다.

그리고 1주일 후, 후각검사로서 알리나민을 이용한 후각검사에서 무반응을 보였다. 당일부터 當歸芍藥散 7.5g, 메틸코바르 1500μ g 투약과 린데론 점비[点鼻]치료를 시작했다.

그 후에도 같은 방식의 치료가 지속되었으나 12월경부터 미각이 다소 회복되었고, 후각, 좌청력은 변화가 없었다. 그러나 다음 해인 2007년 2월경부터 냄새가 강한 것은 느낄 수 있게 되었다. 7월에는 식초 · 표백제의 냄새, 9월에는 샴푸 냄새, 12월경에는 대변 · 소변의 냄새도 조금씩 알 수 있게 되었다.

만성 경막하 혈종에 대한 한방치료(표 7)

五苓散 [제1선택약]

구성약물 : 澤瀉 猪苓 蒼朮 桂皮 茯苓

- 만성 경막하 혈종(chronic subdural hematoma, CSDH로 칭함) 치료의 기본은 수술이며, 수술 침습도 적으며 치료예후도 양호하다. 그러나 수술 후에 재발도 10~20%로 나타나며, CT영상상 CSDH가 확인되어도 무증상 또는 경미한 증상 밖에 보이지 않는 경우도 있다. 그리고 수술을 희망하지 않는 경우도 있어 보존적 치료를 필요로 하는 경우가 있다.
- CSDH 유발요인, 악화기전에 대해서는 침투압설과 혈종내 및 혈종 외막의 국소선용활성항진[局所線溶活性亢進]으로 지속적 · 단속적 출혈이 발생하여 혈종이 증대된다는 설이 있으나 상세한 것은 아직 밝혀지지 않았다.
- CSDH의 비수술적 치료에는 Suzuki 등, 金城 등의 20% 만니톨을 이용한 osmotherapy가 있다. 20% 만니톨 1000/일을 2주 이상 매일 투여하여 모든 증례에서 혈종이 소실 또는 축소된 것이 확인되었다. Ambrosetto 등은 스테로이드 호르몬과 50% glucose와의 병행요법을 시행하였고, Glover 등과 Rudiger 등은 스테로이드 호르몬 단독요법을 사용하였는데, 양쪽 모두 유효성을 보고하였다.
- 五苓散을 사용한 치료는 關 등(1995)[8]이 8례의 CSDH에 五苓散을 투여하여 4례에서 개선을 보인 것과 小貫(2003)[9]가 5례에 五苓散과 prednisolone(5~10mg/days)

표 7. 만성경막하혈종(CSDH)에 대한 주요 한방치료 보고

보고자	발표년도	진단	한방처방	병용약	증례수	유효율
關 등[8]	1995	CSDH	오령산	–	8	4 : 개선
小貫[9]	2003	CSDH	오령산	prednisolone	5	5 : 혈종소실
村松 등[10]	2005	CSDH	오령산	–	11	10 :(혈종소실 / 축소)
宮上	2008	CSDH	오령산	15 :(–) 7 :(지혈제)	22 (27혈종)	19(23혈종) : 유효 12 : 혈종소실 11 : 혈종축소
上野	2008	CSDH	오령산	prednisolone	3	3 : 혈종소실
北原	2008	CSDH	시령탕	–	1	1 : 혈종소실

CSDH : chronic subdural hematoma

병용치료를 시행하여 모든 증례에서 혈종소실을 보인 것이 있다. 松村 등(2005)[10]은 11례의 CSDH에 五苓散 단독요법을 시행하여 10례에서 혈종의 소실 또는 축소를 확인하여 유효성을 보고하였다.

- 五苓散은 이수작용이 있는 대표적 한약처방으로서 澤瀉 茯苓 蒼朮(白朮) 桂皮의 5가지 약재가 배합되어 있다. 五苓散은 만니톨 같은 양약 이뇨제와는 달리, 수분과잉 상태에서는 이뇨시키고, 탈수상태가 되면 역으로 항이뇨작용을 하여 수분대사조절작용을 한다[11]. 이 이뇨작용의 작용기전은 水Channel aquaporin(AQP)의 저해에 의한 것으로 여겨진다. AQP는 세포막에서 수분의 투과성을 높이는 기능이 있으나, 五苓散은 이 AQP의 활동을 억제한다. 磯濱[13]은 五苓散의 구성약물 중 특히 蒼朮 猪苓 茯苓에서 세포막 수분 투과성 억제작용이 확인되었다고 하였다.
- CSDH에 사용되는 五苓散에 함유된 朮은 지금까지의 필자의 경험 증례를 포함하여 蒼朮을 사용한 경우가 많았으나, 上野 등[12]은 白朮을 사용한 五苓散으로도 CSDH에 유효한 결과가 있었다고 한다. 임상적으로 五苓散에는 항부종작용 등이 있어[11] 일반적으로 두통·뇌부종·복수·위장염·안과질환·숙취·통증 등에 사용하는 처방이다.

대표적인 증례를 제시한다.

필자의 경험 증례 검토와 고찰 만성 경막하 혈종(CSDH)

◈ 우리는 22례(27혈종)의 CSDH에 대해 15례는 五苓散 단독요법, 7례는 五苓散과 지혈제 병용치료를 시행하였다. 그 결과, 23혈종에서 유효하다는 결과를 얻었고, 그 중 12 CSDH에서는 혈종이 소실되었고, 나머지 11 혈종은 축소되었다.
전반적으로 五苓散 투약 시작 후, 3~4주 후부터 혈종 축소가 보였고, 혈종이 소실되는 것은 투약 후 14주 이내에 대부분 증례에서 확인되었다. 五苓散 투약 후 2주 이내에 혈종 축소를 보인 경우는 적다. 이 치료를 시행할 경우, 치료효과 판정에는 적어도 3~4주 이상의 지속적인 투약이 필요할 것으로 생각된다.

◈ 五苓散의 CSDH에 대한 치료효과 기전에 대해서 아직 상세히 밝혀지지 않았으나, 이전까지 만니톨 등에 의해 유용성이 지적되었던 것처럼, 주로 이뇨작용에 의한 것이 아닐까 생각된다. 지금까지의 보고로는 五苓散에 스테로이드제를 병용치료한 것과 스테로이드제의 항염증작용을 고려한 柴苓湯에 의한 치료도 있으나, 필자의 경험 증례에서는 五苓散 단독으로도 양호한 결과를 얻었다. 五苓散은 만니톨이나 스테로이드제와는 달리 내복약으로 치료하기 때문에 눈에 띄는 부작용도 적어 사용하기 편하며, 앞으로 CSDH의 비수술적 치료로서 유용한 처방이라고 생각된다.

[증례] 70대 여성(그림 1) : 양측성 만성 경막하 혈종(L>R)

2005년 11월 중순에 넘어져 두부타박을 입었다. 다친지 53일째에 경도 보행장애가 있어 CT검사를 시행한 결과 양측성 isodensity의 CSDH(우; 8mm, 좌; 5mm)가 확인되었고, 지혈제(아도나 3정, 토란사민 3정)를 복용하기 시작했다.
경과관찰을 하니 28일 후에 촬영한 CT상**(그림 1)** CSDH는 확대되었고, 혈종의 폭은 우; 10mm, 좌; 20mm이었고, 양측 모두 고~저흡수역인 mixed density를 보였다. 이날부터 五苓散 7.5g(3회로 나누어 복용)을 병용투여하였다. 혈종은 五苓散 투여 10주 후부터 서서히 축소되기 시작했고, 혈종 범위도 좁아지는 경향을 보였으며, low density가 되어 투약 17주 후에 완전 소실되었다**(그림 1)**.

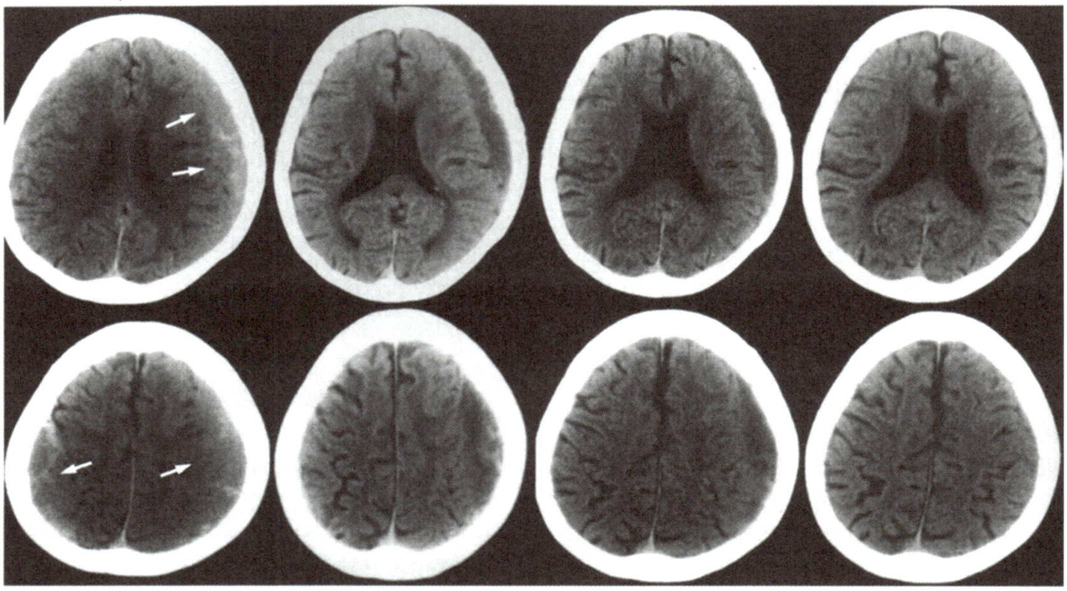

그림 1. 70대 여성, 양측성 만성 경막하 혈종(L 〉R) [2005년 11월 중순경 외상(넘어짐)]

>> 참고문헌

1) 櫻井貴敏, 上田守三, 鮫島寛次：顔面外傷の腫脹・痛みに対する治打撲一方の使用経験. 漢方医学 30：104-105, 2006
2) 小坂正明, 丹羽幸司, 上石　弘：顔面骨折術後の腫脹に対する柴苓湯の有用性―三次元レーザー計測器による評価―. Progress in Medicine 21：1356-1359, 2001
3) 千葉雅俊, 枝松　満, 越後成志：頬骨骨折後に生じたCRPS type Ⅱに桂枝加朮附湯が奏効した1症例. ペインクリニック 27：209-212, 2006
4) 吉井信夫：頭部外傷後の頭痛. 日本医師会雑誌 103（9）, 1990
5) 牛久保行男, 岩淵　聡, 都築　隆, 他：慢性頭痛に対する漢方治療の効果, 慢性疼痛 14：174-179, 1995
6) 織部和宏, 首藤孝夫：治打撲一方の活用法～「高木嘉子の圧痛点」を狙え～. 漢方療法 19：198-208, 2005-6
7) 三輪高貴, 塚谷才明, 池野幸子, 他：感冒罹患後ならびに外傷性嗅覚障害に対する当帰芍薬散の治療効果. 日本味と匂学会誌 12：523-524, 2005
8) 関　久友, 沖田　直, 高瀬貞夫：慢性硬膜下血腫に対する五苓散の有用性の検討. 臨床神経 35：317, 1995
9) 小貫啓二：五苓散による慢性硬膜下血腫の治療の試み. 漢方医学 27：645-653, 1985
10) 村松正俊, 吉川達也, 英賢一郎：超高齢者の慢性硬膜下血腫に対する五苓散料の効果. No Shinkei Geka 33：965-969, 2005
11) 丁　宋鐵：方剤薬理シリーズ, 五苓散（その2）. 漢方医学 26：42-46, 2002
12) 上野眞二, 太田英孝, 清水いはね, 他：慢性硬膜下血腫に対する五苓散の使用経験. 日本東洋医学雑誌 59（Suppl）, 205, 2008
13) 磯濱洋一郎：利水剤“五苓散”の作用メカニズム. 漢方医学 29：213-215, 2005

MEMO 일본 의료와 한방의학

메이지시대 이후 일본 의료는 서양의학으로 일원화되었으나, 현재는 의사가 서양의학 뿐 아니라 한약과 침구를 시행하는 것도 법적으로 보호받고 있다. 그러나 대부분 아시아 국가들에서는 서양의학 의사와는 별개로 그들만의 전통의학을 전문으로 하는 의사자격을 인정하고 있다. 즉 기본적으로 서양의학 또는 전통의학 한쪽의 의료를 시행하고 있다.

한편 일본에서는 한방의학만의 의료행위를 행하는 전통의학 의사를 인정하지 않는다. 이렇게 한방(전통)의학과 서양의학 양쪽을 임상에 응용할 수 있는 것을 법적으로 인정하는 나라는 예외적이며, 일본밖에 없다. 이 제도는 새로운 치료를 시도할 수 있어 이후 의료 발전 가능성을 내포하고 있다. 근래 유럽과 미국에서도 대체의료가 주목받고 있으며, 의학교육의 전환점을 맞이하고 있다.

일본에서는 한약이 보험수가에도 포함되어 있고 건강보험으로 의료비도 충당되며, 의사들에 의해 양약과 더불어 폭넓게 사용되고 있다.

외상성 경부증후군 03

| 요점 |

1. 외상성 경부증후군은 서양의학적 치료 또는 자연경과에 따라 대부분 증례에서는 발병 후 2~4주 후 치유된다. 그러나 이러한 치료를 지속하여도 1~수개월에 걸쳐 증상이 개선되지 않은 난치례를 경험하는 경우도 자주 있다.
2. 이때 단순한 경추 염좌보다, Barre-Lieou 증후군이거나 심인성 또는 보상성 문제가 관련된 경우가 많아 복잡하고 어렵다.
3. 장기간에 걸쳐 양약치료를 시행한 경우, 부작용 때문에 치료를 중단하는 경우도 많다. 한편 한방치료는 부작용도 적으며, 최근에는 환자의 證을 고려하여 치료함으로써 한방치료가 유효하다는 증례 보고가 증가하고 있다. 이번 장에서는 외상성 경부 증후군에 대한 최신 한방치료의 주된 보고 증례에 대해 서술한다.

대표적 한방처방

1. 葛根湯
2. 桂枝加朮附湯
3. 桂枝茯苓丸
4. 五苓散
5. 吳茱萸湯
6. 半夏厚朴湯
7. 柴胡加龍骨牡蠣湯

외상성 경부증후군의 병태와 한방의 의의

- 외상성 경부증후군은 경부의 과굴곡 · 과신전으로 경부의 뼈 · 추간판 · 골막 · 인대 · 근육 · 말초신경 등에 물리적 손상이 발생한다. 그 결과 두통 · 경부통증 · 어지러움 · 이명 · 저림 등의 다양한 호소를 하지만 서양의학적 검사를 시행해도 명백한 기질적 장애는 확인되지 않는다. 증후학적으로는 주로 ① 경추염좌형(상경부증후군 · 하경부증후군) ② Barre-Lieou증후군으로 분류된다.
- 일반적으로 외상성 경부 증후군은 서양의학적 치료를 계속하여도 1~수개월에 걸쳐 증상이 개선되지 않는 난치례인 경우가 가끔 있다. 또한, 장기간에 걸친 서양약 치료는 부작용 때문에 중단하는 경우도 많다. 한방치료는 부작용도 적고, 환자의 證을 고려하여 치료를 시행하기 때문에 그 유효성에 대한 보고가 늘고 있다.
- 외상성 경부 증후군의 치료로서 岡田[1]는 경추염좌의 모든 예가 어혈증례이였다고 지적하며 치료에서 「虛 · 實」과 「腹症」을 관찰하는 것이 중요하다고 하였다. 「虛證」에는 當歸芍藥散, 「實證」에는 桂枝茯苓丸, 또는 桃核承氣湯을 사용하여 치료하였다. 그 결과 한방치료가 서양의학적 치료에 비해 양호한 개선효과를 보였다.
- 林(一) 등[2]은 발병 3일 이후부터 2개월경까지의 외상성 경부 증후군의 치료로 虛實을 고려한 한약 선택을 하고 있다. 즉, 實證이면 麻黃湯 越婢加朮湯, 中間證이면 葛根湯, 약간 虛證이면 桂枝湯 桂枝加朮附湯, 그리고 虛證이면 眞武湯을 처방한다. 또한, 血 · 水 · 氣의 이상이 보이면 桂枝茯苓丸 등의 구어혈제를 虛實에 따라 처방한다. 水毒에는 五苓散 吳茱萸湯 小靑龍湯 등을 처방하고, 氣의 이상에는 半夏厚朴湯 龍骨 · 牡蠣를 함유한 처방을 합방하여 투약한다.

高口, 林 등[3]은 외상성 경부 증후군의 병기와 證을 고려한 일반적인 한방치료로 **표 8**과 같이 한약을 선택하고 있다(1997년).

표 8. 외상성경부증후군 한방치료

병기	證		
급성기 : 驅瘀血劑	〈실증〉 통도산	〈중간증〉 계지복령환	〈허증〉 당귀작약산 외*
아급성기 이후 :	〈실증~중간증〉 월비가출탕 갈근탕		〈허증〉 계지가출부탕
아급성기 이후의 두통 현훈 : 두통 구역질 현훈 :	〈중간증~허증〉 오령산 영계출감탕 오수유탕		〈허증〉 반하백출천마탕 당귀작약산
만성난치화 :	〈중간증~허증〉 시호가용골모려탕 반하후박탕 분심기음		〈허증〉 계지가용골모려탕 가미소요산 당귀작약산

* 水滯가 있는 여성 외에는 治打撲一方, Barre 증후에는 백출부자탕 등 전탕제를 사용하기도 한다.
(高口眞一郎, 他 : 한방과 최신치료 6-2 : 148, 1997 에서 인용, 원저자의 의견을 바탕으로 수정함.)

외상성 경부증후군(경추염좌형)의 두통(표 9)

경추염좌로 인한 후두신경통에 대한 한방치료[10)]

→ 疏經活血湯 桂枝加朮附湯

- 林, 高口 등[4)]은 경추염좌로 인한 만성 후두신경통 2례를 보고하였다(2005년). 1례는 中間證으로 瘀血이 있는 만성 후두신경통 증례로서 疏經活血湯을 투약하였는데 저리는 증상도 있어 桂枝加朮附湯을 가미하여 효과가 뛰어났다. 다른 예는 胃內停水와 경도의 瘀血이 있는 후두신경통 증례로서 桂枝加朮附湯이 유효하였다고 한다. 한편 후두신경통의 한방치료에 吉井는 ① 桂枝加朮附湯 ② 麻黃附子細辛湯 ③ 當歸四逆加吳茱萸湯 ④ 疏經活血湯(중간증 이상의 項部·견부통을 수반한 두통에 사용) ⑤ 葛根湯을 제안했다.

외상성 경부증후군[11)]에 주효한 한방치료 → 葛根湯

- 間宮 등[5)]은 교통사고 후에 외상성 경부 증후군이 발병 2개월 후에도 후경부통·背部통증이 있어 소염진통제를 투약하고 물리치료를 계속하였으나 개선되지 않아 葛根湯을 처방하여 좋은 성적을 얻은 증례를 보고하였다.
- 葛根湯은 7가지 약재로 구성되어 있는데 특히 그 치료효과는 麻黃에서 나온다. 麻黃의 성분인 pseudoephedrine의 항염증작용과 ephedrine의 β 수용체 자극에 의한 순환개선작용을 통한 통증 유발 물질 wash out 작용이 증상을 완화시킨다고 생각된다.

장기간 개선되지 않은 외상성 경부 증후군의 한약 유효례[6)] → 補中益氣湯 五苓散

- 田島 등[6)]은 교통사고 후, 장기간에 걸친 두경부 통증·경부운동제한·구토증 등이 개선되지 않은 2례에 氣虛와 水滯에 유효한 補中益氣湯과 五苓散을 투약하여 확실하게 개선된 증례에 대하여 보고하였다. 만성동통환자는 氣虛인 경우가 많고, 하루 동안의 증상 변동과 기압에 영향을 받는 여러 증상은 水滯에 의한 것으로 추측할 수 있다고 하였다.

경·견부 좌상(소위 편타증)에 대한 柴胡桂枝乾薑湯의 사용효과[7)] → 柴胡桂枝乾薑湯

- 恩田[7)]는 교통사고로 생긴 편타증 치료가 초기에 효과를 보지 못하여 생긴 발병 2개월이 넘는 장기에 걸친 경견부 통증·두통에 소염진통제·비타민제·블록요법을 사용했으나 효과가 없어 柴胡桂枝乾薑湯을 투약하여 개선시킨 2례를 보고하였다.
- 柴胡桂枝乾薑湯은 乾薑 桂枝가 가미된 柴胡劑로서 따뜻하게 하는 작용이 강하며, 체력을 증강시키고, 해열 발

표 9. 만성기 외상성경부증후군에 대한 주요 한방치료 보고

보고자	보고년도	진단	합병병태	한약	증례수	유효율
吳 등[8]	1986	경추염좌 만성항배, 견통	어혈	通導散	1	유효
恩田[7]	2000	외상성경부증후군 만성두, 경, 견통	上熱下寒	柴胡桂枝乾薑湯	2	2 : 유효
間宮 등[5]	2001	외상성경부증후군 만성후경부통	背部痛	葛根湯	1	유효
林(俊)등[4]	2005	경부염좌 만성후두신경통	어혈 저림	疏經活血湯 桂枝加朮附湯	2	2: 저효
田島 등[6]	2005	외상성경부증후군 만성후두부통	기허 水滯 목운동제한	補中益氣湯 五苓散	2	2 : 저효
角田 등[7]	1996	외상성경부증후군 Barre-Lieou증후군 현훈, 두경부통	어혈 動悸 목교감신경흥분	桂枝茯苓丸 當歸芍藥散	11	유효
塩澤[11]	1997	외상성경부증후군 Barre-Lieou증후군 不定愁訴, 현훈	심신증 어깨결림 구역질	柴胡加龍骨牡蠣湯 항불안약(양약)	1	유효
松村 등[12]	2002	외상성경부증후군 외상후스트레스장애	사고공포 차 운전불가	柴朴湯	1	유효
立原 등[13]	2003	외상성경부증후군 후두견부통 손저림	억울 불안 어혈 냉증	當歸四逆加吳茱萸 生薑湯, 부자말	1	저효
柿添[14]	2005	외상성경부증후군 후두통 이명	불안감	柴胡加龍骨牡蠣湯 항불안약(양약)	1	저효

한 소염작용이 있다. 장기간에 걸친 편타증에 柴胡桂枝乾薑湯이 유효한 이유는 「上熱下寒」 상태를 개선하여 음양실조를 바로 잡는 작용에 있다고 본다. 편타증은 「上熱下寒」인 경우가 많다고 한다. 즉 목부터 그 위는 상기되어 뜨겁고, 땀을 잘 흘리고, 반대로 하반신은 냉하다는 것이다.

만성화된 급성 경추염좌 후유증에 通導散으로 경쾌해진 예[8] → 通導散

▸ 吳 등[8]은 교통사고 후 10여년 이상 계속되는 항배부통 · 견부통으로 힘들어하며, 瘀血증상이 나타난 증례에 구어혈작용이 있는 通導散을 투약하여 효과를 얻었다고 보고하였다.

외상성 경부 증후군의 Barre-Lieou 증후군, 자율신경증후(표 9)

두경부외상 후 현기증에 구어혈작용이 있는 한약사용 경험[9] → 桂枝茯苓丸 當歸芍藥散

▸ 角田 등[9]은 경도 두경부 외상 후 환자로 Barre-Lieou 증후군(경부 교감신경증후군) 즉 비특이적 현훈과 두경부통증 · 오심 · 동계 · 안면의 상기감을 나타내는 11례에 구어혈작용이 있는 한약(桂枝茯苓丸 當歸芍藥散)을 證에 따라 사용하여 양호한 결과를 얻은 것을 보고하였다. 그들은 Barre-Lieou 증후군의 원인이 경부 교감신경계 주위결합조직의 좌상 · 그 반흔 조직의 울혈 · 압박에 의한 경부 교감신경계의 과도한 흥분상태라고 추측하였다.

편타증의 한방치료~肝氣鬱血과의 싸움[10)]

▸織部 등[10)]은 교통사고 등으로 생긴 편타증이 원인이 되어 Barre-Lieou 증후군과 자율신경증후가 합병한 증례 또는 사고에 관련된 상대방의 무성의한 태도·직장복귀의 지연·배상문제 등이 해결되지 않을 때에 동양의학적으로 肝氣鬱血을 나타내게 된다고 한다. 이런 경우, 서양의학적 치료만으로는 난치성이므로 동양의학적 치료를 병용하며 특히 證을 고려하여 치료하는 것이 중요하다.

柴胡加龍骨牡蠣湯에 의한 자율신경실조증(심신증)의 유용례[11)] → 柴胡加龍骨牡蠣湯

▸鹽澤[11)]는 교통사고 외상으로 Barre-Lieou 증후군이 발생하여 不定愁訴를 호소하는 환자에게 항우울제·항불안제를 처방하여 不定愁訴 중 특히 어지러움증이 소실되었으나, 마지막까지 어깨 결림·구토증 해결에 어려움을 겪었다. 하지만 柴胡加龍骨牡蠣湯의 병용으로 증상이 완화되어 소실되었고, QOL이 개선되었다고 보고하였다.

柴朴湯이 유효하였던 교통사고의 외상후 스트레스 증후군[12)] → 柴朴湯

▸松村 등[12)]은 경추염좌와 전흉부좌상으로 입원한 환자에게 桂枝茯苓丸을 투여하고 안정시킨 결과, 증상이 완쾌되어 퇴원할 수 있었다. 하지만 교통사고 기억으로 공포심이 남아 자동차 승차나 직장 복귀가 불가능해졌다. 柴朴湯을 병용하여 약 1개월 후부터 증상이 개선되었고, 운전도 가능해졌다고 한다.

當歸四逆加吳茱萸生薑湯과 紅蔘가루를 합방하여 효과를 본 억울 경향이 심한 외상성 동통[13)]

→ 當歸四逆加吳茱萸生薑湯 紅蔘가루

▸立原 등[13)]은 교통사고 외상으로 후두부통·견부통·오른손의 저림이 계속되는 환자에게 진통제·신경 블록을 시행하였으나 개선되지 않았고, 더욱이 불안·불면·가해자와의 교섭에 난항이 이어지면서 환자는 억울 경향이 심해졌다. 치료 시작 후 1년 뒤, 환자에게 瘀血이 있고 냉하다는 점에 착안하여 當歸四逆加吳茱萸生薑湯과 紅蔘가루를 합방하여 투여하였더니 효과가 뛰어났다고 보고하였다.

외상성 경부증후군(후두부통 이명)의 한방치료 유효례

→ 柴胡加龍骨牡蠣湯

▸교통사고시 발생한 타박으로 후두부통·이명에 항불안제인 Ethyl loflazepate, NSAIDs로 치료하였으나 개선되지 않았다. 이 증례에 椛添[14)]은 발병 후 약 3개월 후부터 柴胡加龍骨牡蠣湯을 투약하여 1주 후부터 불안감 이명 경부통증이 조금씩 개선되었다고 보고하였다.

>> 참고문헌

1) 岡田耕造：外傷性頸部症候群（頸椎捻挫）. 日本医師会雑誌. 昭和 63 年 5 月 1 日号
2) 林　一郎, 林　健人：鞭打ち症の漢方治療. 漢方と最新治療 5：391-396, 1996
3) 高口眞一郎, 林　俊樹, 磯島　正, 他：骨筋肉系の疼痛に対する漢方治療. 漢方と最新治療 6：145-149, 1997
4) 林　俊樹, 林　智樹, 高口眞一郎, 他：頸椎捻挫による後頭神経痛への漢方治療 2 例―疎経活血湯による著効・桂枝加朮附湯による有効―. 痛みと漢方 15：82-85, 2005
5) 間宮規章, 大西俊郎, 間宮敬子：葛根湯が奏効した外傷性頸部症候群の 1 症例. ペインクリニック 22：419-420, 2001
6) 田島康介, 吉田祐文：長期に改善をみなかった外傷性頸部症候群に漢方薬が有効であった 2 例. 日東医誌 56：453-457, 2005
7) 恩田芳和：頸・肩部挫傷（いわゆるムチ打ち症）に対する柴胡桂枝乾姜湯の使用効果. 痛みと漢方 10：35-37, 2000
8) 呉　相俊, 永田勝太郎, 鈴木康生, 他：慢性化した急性頸椎捻挫後遺症が通導散によって軽快した一例. 慢性疼痛漢方研究会誌 1：51-53, 1986
9) 角田　孝, 青木　司, 村松　明, 他：頭頸部外傷後のめまい感に対する駆瘀血作用漢方薬の使用経験. 漢方診療 15：25-27, 1996
10) 織部和宏, 首藤孝夫：むち打ち症に対する漢方治療. 漢方療法 7：536-541, 2003

11）塩澤三朗：柴胡加竜骨牡蛎湯による自律神経失調症（心身症）に有用であった1症例．日本東洋心身医学研究 12：59-62，1997
12）松村崇史，相羽　整，吉田祐文，他：柴朴湯が有効であった交通事故後の外傷後ストレス障害の1例．日本東洋心身医学研究 17：28-32，2002
13）立原弘章，伊藤樹史，須田高之，他：当帰四逆加呉茱萸生姜湯とコウジン末の合方が著効した外傷性慢性疼痛．日本東洋心身医学研究 18：58-63，2003
14）柿添亜矢：外傷性頸部症候群に漢方治療が有効であった1例．第18回日本疼痛漢方研究会（抄録），2005

MEMO 보험진료와 한방

- 한약은 품질이 안정된 엑기스 제제가 개발되고, 보건진료 약가수록이 이루어져 일반 의사들이 광범위하게 사용할 수 있게 되었다. 보험진료가 가능하며 일본약국방에 기재되어 있는 약제에는 생약이 약 180, 생약 가루가 약 50개 있다. 한편 한방 엑기스 제제에는 약 147개 정도의 처방이 있다.
- 한방 엑기스 제제의 보험진료에는 병명과 적응증의 기재가 필요하다. 의사는 보험에서 인정하고 있는 약제의 효능 · 효과를 염두에 두고, 항상 적절한 병상 · 병명을 기재하도록 주의하여야 한다. 즉, 예를 들어 한방적 진단인 瘀血 · 腎虛 등은 보험진료의 병명이 아니다.
- 생약도 보험약가에 수록되어 있기 때문에 원칙적으로는 일본한방의 방제는 생약으로 처방하는 것도 가능하다. 하지만 생약 가격이 낮게 책정되어 있기 때문에 그 품질이 반드시 만족스럽다고 할 수 없고 아직 보험수재에 기재되지 않은 생약이 있다는 점 등 문제가 많다. 양질의 생약을 사용하고 싶으면 자유진료를 할 수 밖에 없는 경우도 있다.
- 한방 엑기스 제제의 투여는 환자의 병태를 가능한 한 1개의 제제로 대응시키는 것을 기본으로 한다. 2제를 병용함으로써 한방진료는 폭넓어지지만, 같은 생약이 중복되거나, 효과가 같은 약이 겹치게 되어 발생하는 부작용 등도 있기 때문에 충분한 주의가 필요하다. 또한 3제 이상을 동시에 병용하는 것은 진료내용을 심사하는 기관에서 제한하는 경우가 많다.

뇌혈관장애

04

| 요점 |

1. 한방치료는 뇌순환 · 뇌대사에 대한 개선작용을 가지고 있다고 하여 옛부터 뇌혈관장애에 각종 한방치료가 사용되었고, 그 유효성이 밝혀졌다(**표 10**).
2. 한방치료를 이용한 만성기 뇌혈관장애에 대한 치료효과는 ① 뇌혈관장애 후의 두통 · 두중 · 현훈 · 어깨결림 등의 자각증상 ② 의욕저하 · 섬망 · 흥분 등의 정신증상 ③ 뇌혈관장애 후유증으로 인한 동통 · 저림 ④ 뇌혈관성 인지증 ⑤ 뇌혈관장애의 위험인자(혈압강하작용 · 지질대사 개선작용 · 항혈소판작용 등의 효과) 등에 있다고 확인되었다(**표 11**).
3. 처방 선택에서는 각 질환별로 생각하는 것보다 증후와 체질 氣血水 등 證에 맞는 방제를 선택하여야 유효성이 높다(**표 12**).

대표적 한방처방(만성기)

1. **黃連解毒湯**
2. **釣藤散**
3. **桂枝茯苓丸**
4. **八味地黃丸**
5. **眞武湯**
6. **當歸芍藥散**

- 뇌혈관장애의 급성기 또는 경과 중에 재발한 경우의 치료는 일반적으로 서양의학적 치료가 주체가 되며 한방치료에는 한계가 있다. 하지만 만성기 뇌혈관 장애로 인한 각종 증후에 대해서는 옛부터 한방치료가 실시되었고, 양약과 동등한 효과 또는 한방치료가 한층 유효하다는 보고가 많다(**표 11**).
- 하지만 만성기 뇌혈관 장애로 인한 증후 중에서도 운동마비와 언어장애 등의 신경증상에 대해서는 한방치료의 효과가 낮다.
- 지금까지 뇌혈관장애에 시행된 한방치료에 관하여 비교적 많은 보고가 있지만 이 중 중요한 보고만(뒤에서 서술 **표 13**) 기술한다.

표 10. 뇌혈관장애에 대한 한방 의의, 적응

- 한방약에 뇌순환 · 뇌대사 개선 작용이 있음
- 만성 뇌혈관 장애에 한방 적응증이 있음
  급성기, 재발한 경우에는 양약을 우선으로 활용
- 뇌혈관장애 수반증상과 체질(證)에 따라 처방을 선택
- 양약에 비해 부작용이 적고, 장기간 투약하기에 적합

급성기 뇌혈관장애의 한방치료

五苓散 [제1선택약]

- **구성약물 : 澤瀉 猪苓 蒼朮 桂皮 茯苓**
- 뇌혈관장애 급성기의 한방치료에 대한 기대는 낮지만 지금까지 大柴胡湯 三黃瀉心湯 續命湯 五苓散 등에 대한 유효성이 보고되었다.
- 木元[1]는 14례의 급성기 뇌경색에 양약 표준적 치료인

표 11. 뇌혈관장애에서 한방치료로 개선되었다고 보고된 병태(증후)

- 뇌혈관장애 후 두통 · 두중 · 현훈 · 어깨결림 등 자각증상
- 의욕저하 · 섬망 · 흥분 등 정신증상
- 뇌혈관장애 후유증에 의한 통증 · 저림
- 뇌혈관성 치매
- 뇌혈관장애의 위험인자(혈압강하작용 · 지질대사개선작용 · 항혈소판작용 등 개선효과가 있음)

표 12. 만성기 뇌혈관장애에 대한 한방치료의 처방선택

- 체력충실, 고혈압에 비만 · 안면홍조가 있는 경우 → **黃連解毒湯**
- 같은 상태에 변비가 있는 경우 → **大柴胡湯 三黃瀉心湯**
- 현훈 · 두통 · 어깨결림 · 이명 → **釣藤散**
- 갑갑하며, 불면 등 흥분성 정신증상 · 체력이 없는 경우 → **抑肝散**
- 배뇨장애 · 보행장애 · 체력저하가 있는 경우 → **八味地黃丸**
- 어혈이 있어 저림 · 마비가 있는 경우 → **桂枝茯苓丸**
- 같은 상태에서 변비가 있는 경우 → **桃核承氣湯**
- 어혈이 있고, 마르며 두통 · 어깨결림이 있는 경우 → **當歸芍藥散**
- 냉증 · 현훈 · 마비 → **眞武湯**
- 의욕저하 → **補中益氣湯**

표 13. 뇌혈관장애에 대한 중요한 한방치료 보고

저자 (보고년도)	한약 투여기간	대상질환	증례수	증후	치료효과
伊藤 등[14] (1991)	황련해독탕 8주	뇌경색후유증	108	자각증상(두통, 현훈, 상기 등)	유용도 68% 대조군 46%
大友 등[7] (1991)	황련해독탕 12주	뇌혈관장애후유증	143	정신증상	경도개선 77% 대조군 58%
荒木[8] (1991)	황련해독탕 8주	뇌혈관장애후유증	127	정신증상 자각증상	경도개선 71% 경도개선 71%
牛久保 등[5] (1998)	황련해독탕 12주	뇌혈관장애후유증	57	자각증상 의욕저하 정서장애	경도개선 42% 경도개선 54% 경도개선 75%
松下 등[11] (1995)	조등산 12주	뇌혈관장애 만성뇌순환부전 고혈압	22	자각증상(두통, 현훈, 억울)	경도개선 91% 대조군 18%
伊藤 등[6] (1994)	진무탕 8주	뇌혈관장애후유증	21	자각증상(두중, 현훈, 피로권태감)	경도개선 40%
福島 등[15] (1994)	당귀작약산 8주	뇌혈관장애후유증	19	자각증상 정신증상 일상생활동작	경도개선 62% 경도개선 59% 경도개선 56%
伊藤 등[13] (1988)	팔미지황환 8주	뇌혈관장애 고혈압	103	자각증상(사지냉증, 하지통, 저림)	경도개선 70% 대조군 51%
Goto 등[12] (2002)	계지복령환 12주	무증후성 뇌경색	142	자각증상 HDS-R, HDS	경도개선 49%
山口 등[16] (2003)	작약감초탕 2주	뇌혈관장애후유증	7	통증, 저림	개선 4례 복용곤란 3례

HDS-R : 개정 하세가와방식 간이지능평가 스케일, HDS : 우울 상태 스케일(self-rating depression scale)

Argatroban과 五苓散을 병용 투여하였다. 그리고 證에 따라 柴胡桂枝湯 三黃瀉心湯 黃連解毒湯 중 하나를 병용하였다. 그 결과 서양의학 단독치료군에 비해 한약 병용군이 퇴원시 신경학적 소견을 포함한 임상성적이 양호하였다고 하였고, 특히 五苓散 약리효과의 유용성을 지적하였다.

만성기 뇌혈관장애의 한방치료(표 12, 13)

- 한방치료의 처방선택시 證을 고려하면, **표 12**와 같은 약제들을 중요 처방으로 들 수 있다.
- 뇌혈관장애의 만성기에 사용되는 대표적 방제의 치료결과에 대해 설명한다(**표 13**).

黃連解毒湯 [제1선택약]

- **구성약물 : 黃芩 黃連 山梔子 黃柏**
- 이 처방은 唐代부터 뇌혈관장애와 고혈압 치료에 자주 사용되었다. 黃連解毒湯은 黃芩 黃連 山梔子 黃柏 4가지 약재로 구성된다. 치료효과의 작용기전으로 黃柏 黃連은 강압작용이 강하고, 黃連 山梔子 黃芩은 항응고작용이 있으며, 山梔子는 혈소판 응집 억제작용이 있다고 한다. 또한 黃連解毒湯에는 뇌혈류개선작용이 있다는 보고가 있다. 정상 Rat를 사용한 실험에서 해마영역의 혈류 증가와 Rat 뇌경색 모델에서 이 처방을 사용한 결과 경색 주변부의 혈류가 개선 또는 경색 부위의 축소가 유의하게 확인되었다[3]는 보고가 있다.
- 임상증례에서도 만성기 뇌경색에 본 처방을 투여한 후 SPECT로 뇌혈류를 측정한 결과, 뇌혈류의 개선을 확인할 수 있었다[4,5].
- 黃連解毒湯의 적응증상은 만성기 뇌혈관장애에 나타나는 두통 어지러움 어깨결림 불면 등의 자각증상과 不隱·흥분 등의 정신증후이다.
- 지금까지의 임상증례에는 유용하다는 보고가 많다. 그 중 伊藤 등[6]은 만성기 뇌경색환자(108례)에게 黃連解毒湯 투여군과 대조군(비투여군)의 무작위 비교대조시험을 시행하였는데, 전반적인 자각증상, 특히 상기 두통 사지냉감 이상감각에서 대조군(46.2%)에 비해 투여군(67.8%)에서 유의한 개선을 확인하였다고 한다.
- 大友 등[7]은 뇌경색·뇌출혈 후유증 143례에 봉투법으로 黃連解毒湯(76례)과 대조군인 calcium hopantenate(67례)를 12주간 투여한 결과, 최종 전반적 개선도는 黃連解毒湯군이 77%로 대조군의 58.2%보다도 유의하게 우수했다고 보고했다.
- 荒木[8]는 다시설에서 정신증후를 보이는 뇌혈관장애 후유증환자 127례에 黃連解毒湯을 12주 이상 투여하였다. 그 결과, 정신증후의 전반적 개선도가 71.3%, 자각증상의 전반적 개선도가 70.9%, 신경증후의 전반적 개선도는 24.7%로 유효하였다고 한다.

釣藤散 [제1선택약]

- **구성약물 : 釣鉤藤 陳皮 半夏 麥門冬 茯苓 人參 菊花 防風 甘草 石膏 生薑**
- 釣藤散은 만성기 뇌혈관장애에 黃連解毒湯과 함께 자주 사용되는 처방이다. 釣藤散은 釣鉤藤 陳皮 半夏 麥門冬 茯苓 人參 菊花 防風 甘草 石膏 生薑 11 종류의 약재로 구성되어 있다. 뇌혈관장애와 고혈압·동맥경화에 수반되는 증상에 유효하여 中間證부터 虛證의 만성적 두통·상기·이명·어지러움·어깨 결림·불면 등에 사용된다.
- 작용기전은 구성 약물인 釣鉤藤에 혈관확장 혈압강하작용 뇌혈류증가작용 Free radical 제거작용이 있고, 그 외 菊花에도 혈압강하작용이 있다. 茯苓 半夏 生薑 陳皮 등에는 진정·항혈소판작용이 있고, 그 외 人參도 가미되어 釣藤散의 약효는 이들 성분의 종합적 작용으로 생각할 수 있다.
- 釣藤散은 腦卒中易發症 高血壓自然發症 Rat의 증상 발현율을 감소시켰고, 생존기간을 연장하였다고 한다[9].

이 외에도

- Goto 등[10]은 무증후성 뇌경색 환자의 안구결막에서 관찰된 미소순환에 대한 영향을 검토하였는데, 4주간 釣藤散을 투여한 후 혈관내경·혈류속도·혈류량 모두 증가하였다고 보고하였다.
- 松下 등[11]은 임상증례의 검토에서 뇌혈관장애 후유증·만성 뇌순환부전·고혈압증의 22례를 대상으로 하여 釣藤散 투여군과 대조군이 디라젭염산염 투여군에게 각각 12주간 투여하였다. 그 결과, 두통 두중 어깨결림 불안 초조 어지러움에서 釣藤散이 유의하게 우수한 효과를 보였다고 보고하였다.

기타 처방

桂枝茯苓丸

• **구성약물 : 桂皮 芍藥 桃仁 茯苓 牧丹皮**

▸구어혈제인 桂枝茯苓丸에는 미소순환개선효과가 있다고 알려져 있다. Goto 등[12]은 다시설의 무증후성 뇌경색 142례를 대상으로 桂枝茯苓丸을 12주간 투여하고, 개정 長谷式 간이 지능평가 Scale(HDS-R)·Apathy Scale(의욕평가)·SDS(self-rating depression scale ; 鬱상태평가)·자각증상·혈압을 검토하였다. 그 결과 HDS-R, Apathy scale, SDS는 모두 투여 후에 유의하게 개선되었고 대략 유용이상이 60%, 자각증상의 경도이상 개선이 49%로 나와 그 유효성을 확인했다.

八味地黃丸

• **구성약물 : 地黃 山茱萸 山藥 澤瀉 茯苓 牧丹皮 桂皮 附子**

▸伊藤(憲) 등[13]은 사지냉증·하지통·저림 등 여러 증상을 보이는 뇌혈관장애 또는 고혈압 환자 103례를 대상으로 八味地黃丸군과 플라세보(피시험약 10%를 함유함)군으로 나누어 8주간 투여하였다. 그 결과, 八味地黃丸군에서는 플라세보군에 비하여 유의한 결과가 나오고 약간 유용 이상의 자각증상의 전반적 개선이 70%이었다고 한다.

眞武湯

• **구성약물 : 茯苓 芍藥 蒼朮 生薑 附子**

▸伊藤(榮) 등[14]은 다시설 뇌혈관장애 후유증 환자 21례를 대상으로 眞武湯을 8주간 투여하여, 자각증상·정신증후·일상생활동작장애에 관하여 검토하였다. 그 결과 전반적 개선도는 경도개선 이상이 4주에서 38.1%, 8주에서는 40%이고, 증상별로는 피로권태감·어지러움·두중·어깨 결림이 비교적 개선되었다고 한다.

當歸芍藥散

• **구성약물 : 芍藥 蒼朮 澤瀉 茯苓 川芎 當歸**

▸當歸芍藥散은 當歸 川芎 芍藥 茯苓 朮 澤瀉의 6종류의 약재로 구성되어 있는데 일반적으로 마르고 腹力이 약하며, 하복부에 압통, 하복·하지에 냉증이 있는 경우에 사용한다. 福島 등[15]은 다시설의 뇌혈관장애 후유증 19례를 대상으로 當歸芍藥散을 8주간 투여하고, 일상생활동작·신경증상·정신증상·자각증상을 평가하였다. 그 결과 자각증상개선정도는 62.4%, 정신증상개선정도는 58.8%, 일상생활개선정도는 56.3%, 신경증상개선정도는 20%이었다.

→ 芍藥甘草湯

▸山口 등[16]은 뇌혈관장애 후유증에서 동통, 저림감을 주소로 하는 7례에 芍藥甘草湯을 1주 이상 투여하고 그 유효성에 대해 검토하였다. 7례 중 3례는 복용이 곤란하였으나 1주 이상 복용이 가능하였던 4례는 개선율에서 동통은 75%, 저림감은 100%라는 높은 비율로 유의하게 개선되어 유용하였다고 한다.

→ 麻黃附子細辛湯 當歸四逆加吳茱萸生薑湯

▸平田 등[17]은 뇌혈관장애 후에 동통·이상감각이 나타난 7례에 證에 맞추어 한방치료를 시행한 결과, 냉감을 수반한 3례는 麻黃附子細辛湯 當歸四逆加吳茱萸生薑湯이 주효했다. 하지만 반대로 溫熱感이 있는 증례는 치료에 어려움을 겪은 점에서 證을 고려한 한방치료의 중요성을 보여주었다.

>> 참고문헌

1) 木元博史：急性期脳梗塞に対する漢方薬併用 14 例の検討：Japan Standard Stroke Registry Study（JSSRS）との比較を中心として．J Trad Med **20**：68-73，2003
2) 川島幸一郎，小暮久也：黄連解毒湯の脳血流増加作用．現代医療学 **5**：250-253，1989
3) Hwang YS, Shin CY, Huh Y, et al：Hwangryun-Hae-Dok-tang（Huanglian-Jie-Du-Tang）extract and its constituents reduce ischemia-reperfusion brain injury and neutrophil infiltration in rats. Life Sci **71**：2105-2117, 2002
4) 後藤壮一郎：123I-IMP（パーヒューザミン注）SPECT による TJ-15（ツムラ黄連解毒湯）の脳血流の検討．Geriat Med **30**：1023-1044，1992
5) 牛久保行男，桜井貴敏，横内哲也，他：脳血管障害に対

する黄連解毒湯の効果と脳血流の定量的評価，新薬と臨床 47：176-183，1998
6) 伊藤栄一，高橋　昭，葛谷文男：脳梗塞に対するツムラ黄連解毒湯の臨床効果．Geriat Med 29：303-313，1991
7) 大友栄一，東儀英夫，小暮久也，他：脳血管障害に対するツムラ黄連解毒湯の臨床的有用性，Ca hopantenateを対照とした封筒法による well controlled study．Geriat Med 29：121-151，1991
8) 荒木五郎：脳血管障害後遺症に対するツムラ黄連解毒湯の効果，特に脳循環改善（めまい，めまい感）に対する考察．Geriat Med 29：1587-1599，1991
9) Shimada Y, Yang Q, Yokoyama K, et al：Choto-san prevents occurrence of stroke and prolongs life span in stroke-prone spontaneously hypertensive rats. Am J Chin Med 31：79-85, 2003
10) Goto H, Yang Q, Kita T, et al：Effects of Choto-san on microcirculation, serum nitric oxide and lipid peroxides in patients with asymptomatic cerebral infarction. Am J Chin Med 29：83-89, 2001
11) 松下　哲，上田清悟，大内尉義，他：脳血管障害後遺症，慢性脳循環不全，高血圧の随伴症状に対する釣藤散（TJ-47）の有用性．Geriat Med 33：1333-1341，1995
12) Goto H, Shimada Y, Mitsuma T, et al：Effect of Keishibukuryo-gan on asymptomatic cerebral infarction for short term. J Trad Med 19：46-50, 2002
13) 伊藤憲一，山本浩志，西原利治，他：諸症状を随伴する高血圧症及び脳血管障害（急性期を除く）患者に対するカネボウ八味地黄丸の有用性の検討，多施設交叉式二重盲検法による調査．診断と治療 76：1096-1114，1988
14) 伊藤栄一，打田昌夫，榊原敏正，他：脳血管障害後遺症に対するツムラ真武湯の臨床効果．臨床と研究 71：562-568，1994
15) 福島武雄，朝長正道，田中　彰，他：脳血管障害後遺症に対するツムラ当帰芍薬散の臨床効果．臨床と研究 71：1065-1070，1994
16) 山口正明，増田周司，塚田久子，他：脳血管障害後遺症における疼痛，しびれ感に対する芍薬甘草湯の治療効果．痛みと漢方 13：103-107，2003
17) 平田道彦，上村聡子，野口亜紀子：中枢神経系血管障害後の疼痛と異常感覚に対する漢方治療の試み．痛みと漢方 14：44-48，2004

MEMO 한방엑기스제제

- 엑기스 제제는 生藥을 달인 것에 유당 등을 섞어 수분을 없애고 거친 과립 형태로 가공한 것이다. 바로 인스턴트커피 같은 제형이다. 엑기스제제는 보존, 관리가 간단하고 메이커별로 품질이 대개 일정하다. 달일 필요가 없어 휴대하기도 편리하나, 결점이라면 휘발성·방향성 성분이 줄어들 가능성이 있다는 것이다. 또한 탕제처럼 미묘한 加減이 불가능하다는 문제점도 있다.
- 엑기스 제제의 경우 일반적으로 1일 1제 5~7.5g을 2~3회로 나누어 복용한다. 일반적으로 공복시나 식간에 복용하면 흡수가 잘 된다고 한다. 하지만 소화기장애 환자나 고령자는 식후에 복용하거나, 약 용량을 조절하여 과량을 복용하지 않도록 주의하는 것도 필요하다.
- 약은 뜨거운 물에 타서 복용하는 것이 원칙이다. 하지만 그럴 수 없는 상황이거나 소아인 경우 과립 그대로 뜨거운 물로 복용하는 것도 하나의 방법이다.

혈관성 인지증(뇌혈관성 인지증) 05

| 요점 |

1. 근래 고령자 중 뇌혈관장애 환자가 증가하고 있어, 혈관성 인지증 환자를 진료할 기회도 늘고 있다. 일반적으로 뇌경색이나 뇌출혈 등의 뇌혈관장애 후에 발생하는 인지증을 혈관성 인지증라고 부르며, 일반적으로 지능장애의 진행은 단계적으로 이루어진다.
2. 혈관성 인지증의 치료는 알츠하이머병과 같이 좋은 치료 방법이 없어 그 대응이 곤란한 것이 현실이다. 혈관성 인지증의 대부분은 대뇌 네트워크의 기능장애에 기인하는 자발성 저하와 억울상태로 인해 발생하는 폐용성 인지증이라고 생각되고 있다.
3. 최근 혈관성 인지증에 대하여 한방치료가 이루어지며, 그 유용성을 시사하는 보고가 조금씩 나오고 있다. 한방치료의 대표적 방제는 釣藤散 黃連解毒湯 當歸芍藥散이다. 현재 양약 중에도 좋은 치료법이 없기 때문에 앞으로도 한방치료가 더욱더 이용될 것이라고 본다.

대표적 한방처방

1. 釣藤散 2. 黃連解毒湯 3. 當歸芍藥散

▸ 혈관성 인지증의 치료는 뇌혈관장애의 치료 및 합병증 치료와 재활치료가 기본이다. 특히 만성기 뇌혈관장애 환자의 재활치료는 매우 중요하지만, 억울·자발성 저하가 치료를 하는 데에 장애가 되기 때문에 이들에 대한 치료가 중요하다. 한방 치료는 이러한 면에 유용성이 있다고 본다.

▸ 지금까지 보고된 혈관성 인지증에 사용된 대표적 한방처방에 대해 서술한다**(표 14)**.

대표적 한방 치료(표 14)

釣藤散

• **구성약물 : 釣鉤藤 陳皮 半夏 麥門冬 茯苓 人參 菊花 防風 甘草 石膏 生薑**

▸ 寺澤 등[1]은 혈관성 인지증 139례를 대상으로 釣藤散의 효과에 대하여 다시설에서 釣藤散을 12주간 투여한 군과 플라세보군에 개정長谷川式 간이지능평가 scale (HDS-R)을 포함한 자각증상·정신증후의 검색을 통하여 그 유용성을 검토하였다. 그 결과 자각증상 및 정신증상의 전반적 개선도는 釣藤散 투여군이 플라세보 군에 비하여 유의하였고, 특히 지남력 등의 정신증상·단기기억·ADL·환각·자발성 등에서 개선이 확인되었다.

▸ 하지만 정신증상은 전반적 개선도에서 유의성이 확인되지 않았다고 한다. HDS-R 평가에서는 釣藤散 투여군이 12주 후에 높은 경향을 보였으나 양쪽 군간에 유의한 차이는 없었다.

▸ 山本 등[2]도 115례의 혈관성 인지증에 대하여 釣藤散 투여군과 프로펜토피린 투여군을 비교 검토한 결과, 양쪽 군에서 모두 유효했으며 그 차이가 나타나지 않았다고 한다.

▸ 필자의 경험 증례[3]에서도 뇌혈관장애 후 혈관성 인지증 7례에 釣藤散을 투여하여 4례에서 HDS-R 검색에서 개선이 인정되었다. 더욱이 임상적으로는 단기기억·지남력 등에 효과가 있었다. 그 검토 내용에 대해 기술한다.

표 14. 뇌혈관성 치매에 대한 한방치료 주요 보고

저자(보고년)	한약(투여기간)	대상질환	증례수	증후	치료효과
荒木 등[4] (1994)	황련해독탕 (12주)	뇌혈관성 인지증	32	정신증상 일상생활동작	경도개선 47% 경도개선 50%
山本[5] (1994)	황련해독탕 (8주)	뇌혈관성 인지증	25	감정지적기능 HDS-R(기억)	경도개선 32%
稲永 등[6] (1996)	당귀작약산 (12주)	뇌혈관성 인지증	40	운동감정기능 지적기능	경도개선 63%
寺澤 등[1] (1997)	조등산 (12주)	뇌혈관성 인지증	139	자각증상 정신증후 일상생활동작	전반개선 (유의한 차이 있음)

필자의 경험 증례 검토(표 15) : 혈관성 인지증

◈ 대상은 뇌혈관장애 후 발생한 혈관성 인지증 7례이다. 혈관성 인지증의 진단기준은 DSM-Ⅳ 기준(American Psychiatric Association 1995)을 따랐다. 뇌혈관장애 발병 후, 약 1개월 전후의 시기에 인지증으로 진단을 하였고, 그 시점부터 釣藤散 7.5g(3회로 나누어 복용)을 1~2개월 이상 연속적으로 경구투여 하였다.

◈ 대상으로 한 7례의 연령은 54~81(평균 69)세이었고, 남녀비는 4:3이었다. 원인이 된 뇌혈관장애는 뇌경색이 7례 중 5례로 많았고, 그 외 뇌출혈, 지주막하출혈이 각각 1례이었다. 신경소견은 지남력장애 · 편마비 · 인지장애 · 실행증 등이 있었다. HDS-R은 釣藤散 투여 전 · 투약 후 1개월 · 투약 후 2개월에 시행하였다. 釣藤散 투약 전 HDS-R에서는 10점 이하가 4례, 10점 이상 20점 미만이 3례 있었다(표 15).

◈ 결과 : 釣藤散 투여 전후 HDS-R의 변동은 투약 후 7례 중 4례에서 HDR-S 점수가 상승하여 개선이 확인되었다(표 15). 이러한 개선이 나타난 4례의 평가 scale내 개선내용을 보면, 단기기억 4례 · 지남력장애 2례 · 단순계산 2례에서 개선되었다. 그 외 3례는 1례(증례 6)가 1개월 후에 일시적인 개선을 보였으나, 2개월 후에는 투약 전과 같은 상태가 되었다. 다른 2례(증례 5, 7)는 악화되었다. 악화된 증례 7은 뇌혈관장애 이전부터 노인성 인지증의 합병이 있었고, 이것이 악화의 원인이라고 생각된다.

[증례] 70대 남성(그림 2)

다발성 뇌경색 후에 혈관성 인지증이 있었다. 새로운 뇌경색 발생 후 2005년 2월 중순부터 화장실의 위치를 알지 못하고, 과거 사람들이 현재에 있다는 환각을 호소했다. 또한 집에 있으면서 자신의 집으로 돌아가겠다는 등, 지남력장애 · 기억장애 · 환각 등을 동반하며 발생했다. MR/CT 영상에서는 좌후두엽 · 좌기저핵부의 진구성陳久性 뇌경색에 새로운 우측두엽 · 전 · 두정엽에 다발성 뇌경색이 더해졌다(그림 2 화살표). 釣藤散 투여를 시작할 때 HDS-R은 8점이었으나, 釣藤散을 투여하고 약 1개월 후에는 처음에 있었던 지남력 장애 · 환각은 소실되었고, HDS-R에서도 단기기억 등이 개선되어 19점으로 상승했다.

黃連解毒湯

- **구성약물 : 黃芩 黃連 山梔子 黃柏**

▸ 荒木[4]는 다시설의 혈관성 인지증 환자 32례를 대상으로 1일 黃連解毒湯 7.5g을 12주간 연속적으로 투약하여 그 유효성을 판정하였다. 그 결과, 12주 후에 정신증후 · 일상생활동작 개선도에서 경도 이상의 개선이 46~50%로 나타났다. 특히 행동이상 · 성격장애 · 화를 잘 냄 · 기분이 나쁨 · 집착성 등도 개선되었다고 한다.

▸ 山本[5]는 혈관성 인지증 25례를 대상으로 黃連解毒湯을 투약한 결과, 전반적 개선율이 32%로 대조군보다 약간 높았다고 한다. 특히 長谷式 지능평가에서 기억이 개선되었고, ADL에서는 대화가 유의하게 개선되었으며, 정신증상에서는 배회 · 행동과다가 개선되었다고 한다. 혈관성 인지증에 대한 한방치료 효과와 병변범위 · 부위와의 관련성에 대해서는 대동맥협착에 의한 광범위한 피질 · 백질의 경색증례에서 더욱 유효했고, 관통지경색에

표 15. 뇌혈관성 인지증 증례 일람(필자경험)[31]

증례	연령/성	뇌혈관장애	외관증상	HDS-R 점수(투여후)
1	74/M	다발성 뇌경색	Disorientation, 인지장애	8 →(19)
2	77/M	다발성 뇌경색	편마비, Apraxia Disorientation	14 →(15)
3	54/F	피각출혈	편마비, Disorientation	16 →(26)
4	60/F	지주막하출혈 전교통동맥류	의식장애, 정신장애	1 →(8)
5	64/M	다발성 뇌경색	Disorientation, 인지장애	19 →(16)
6	81/F	다발성 뇌경색	편마비, Disorientation	5 →(5)
7	75/M	뇌경색	편마비, Disorientation	5 →(1)

HDS-R : 개정 하세가와방식 간이 지능평가 Scale

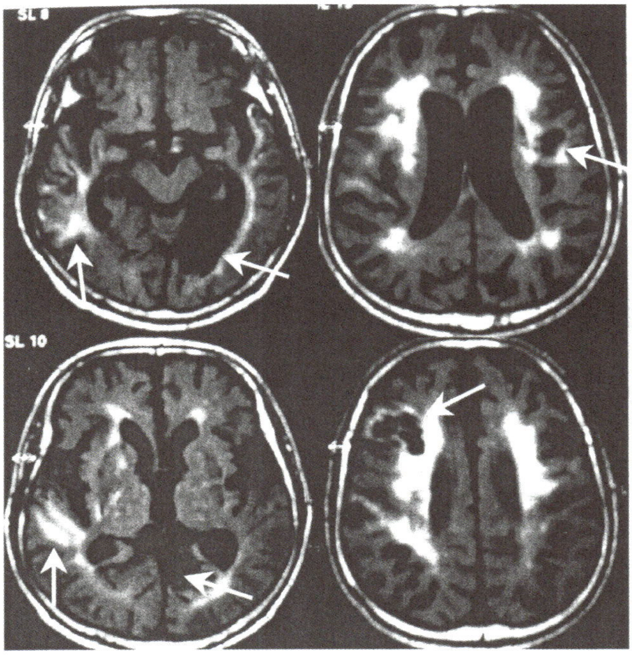

그림 2. 70대 남성, 다발성 뇌경색 후 뇌혈관성 인지증(화살표 : 뇌경색을 나타냄)

서는 효과가 없었다고 한다. 山本는 한방치료에서 證을 고려하여 처방을 선택하였는데, 實證에는 黃連解毒湯을, 虛證에는 抑肝散加半夏陳皮와 紅蔘을 병용 투약할 것을 추천하고 있다.

當歸芍藥散

- **구성약물 : 芍藥 蒼朮 澤瀉 茯苓 川芎 當歸**

▸ 當歸芍藥散은 최근 만성기 뇌혈관장애의 수반증상과 알츠하이머형 인지증을 포함한 노년기 인지증에 유효함을 입증한 보고가 있다. 稻永 등[5]은 뇌혈관성 인지증 40례를 포함한 노년기 인지증 환자 80례를 대상으로 임상시험에서 當歸芍藥散을 12주간 투여하였다. 그 결과 운동기능 · 지적기능 · 감정기능 · 정신증상의 전반적 개선도는 중등도 개선이 16.3%, 경도 개선이 62.5%로 나타나 한약이 유용하다고 보고하였다.

>> 참고문헌

1) Terasawa K, Shimada Y, Kita T, et al : Choto-san in the treatment of vascular dementia. A double-blind, placebo-controlled study. Phytomedicine **4** : 15-22, 1997
2) 山本孝之：痴呆の漢方療法. 和漢医薬誌 **8** : 478-479, 1991
3) 宮上光祐, 賀川幸英：脳血管障害後の認知症（痴呆）に対する釣籐散の効果. 脳神経外科と漢方　講演録Ⅱ. 2007
4) 荒木五郎：老年期痴呆に対する黄連解毒湯の効果. Therapeutic Research **15** : 986-994, 1994
5) 山本孝之：脳血管性痴呆の漢方療法. 和漢医薬誌 **11** : 374-375, 1994
6) 稲永和豊, 他：老年期認知障害の当帰芍薬散による治療効果. Prog Med **16** : 293-300, 1996

뇌종양 06

| 요점 |

1. 근래 각 임상과에서 고전하고 있는 악성종양 (암) 치료에 한약을 이용한 기초적·임상적 연구가 진행되고 있다. 그 결과, 한약의 유용성을 시사하는 보고들이 많고 임상에서도 사용할 수 있는 증례가 증가하고 있다.
2. 암치료에 있어서 한방치료의 의의는 ① 면역부활작용과 항종양효과 ② 화학요법과 방사선요법으로 발생하는 부작용의 예방과 경감작용 ③ 암치료와 말기암에서 전신상태의 개선과 quality of life(QOL)의 유지·향상 3가지로 분류된다.
3. 한편, 악성뇌종양, 특히 악성 glioma(신경교종)의 치료에 아직까지 좋은 치료법이 없는 것이 현실이다. 따라서 악성 뇌종양에도 한방치료를 통해 면역능 개선효과와 QOL면에서의 치료효과를 얻을 수 있다면 앞으로 장기유지요법의 하나로서 기대할 수 있을 것이다.
4. 이번 장에서는 지금까지 보고된 암치료에 대한 주요 한방치료와 아직 소수이지만 지금까지 보고된 뇌종양에 관한 한방치료에 대해 서술한다.

대표적 한방처방

1. 十全大補湯　2. 補中益氣湯　3. 人參養榮湯

암치료에 대한 한방치료(표 16~18)

- 암치료에 대한 한방치료의 유용성에 대해 3가지 치료효과로 나누어 서술한다.

면역부활작용 항종양작용

- 한약의 補劑에는 항암제와 달리 일반적으로 직접적 항종양효과를 기대할 수 없으나, 저하된 생체기능을 회복시켜 생체응답조정약(BRM) 유사 면역조절작용이 있다고 한다.
- 대표적인 補劑로는 十全大補湯 補中益氣湯 人參養榮湯 등을 들 수 있다. 특히 十全大補湯은 암면역치료약으로서의 의의가 명확하고, 小柴胡湯은 항종양효과로서 BRM 작용 뿐만 아니라 암관련유전자에 관여하고 있다는 지적도 있다.

① 기초적 검토

- 十全大補湯은 쥐(Mouse)를 이용한 기초연구에서 macrophage, 세포상해성T세포(CTL)와 natural killer T(NK)세포에 대해 부활화작용이 있다는 근거를 확인했다. 여기에 종양축소효과, 전이와 발암 억제효과도 시사하고 있다[1~4].
- 補中益氣湯 溫淸飮에서도 간전이 억제효과가 확인되었고, 補中益氣湯은 NK세포의 활성화를 매개로 하여 항종양효과를 발휘한다고 생각된다[1].
- 岩永 등[5]은 폐선암세포 또는 백혈병세포에 補中益氣湯 十全大補湯 人參養榮湯을 첨가하여 3~10일간 배양시킨 실험을 통해 3종의 補劑 모두, 농도의존적으로 세포증식을 억제하고, 항종양작용이 있었다고 보고하였다.

표 16. 암치료에서 한방치료의 의의

① 면역부활작용과 항종양효과
② 방사선 · 화학요법의 부작용 경감작용
③ QOL의 유지 · 향상

표 17. 암치료에 쓰이는 대표적인 한방처방

- 十全大補湯
- 補中益氣湯
- 人參養榮湯

표 18. 漢方補劑를 사용한 암치료효과의 기전

면역부활작용, 항종양작용
1. 기초적 검토 • Macrophage, 세포상해성 T세포(CTL), NK세포의 부활작용[1~4,6] • apoptosis의 유도와 세포주기회전의 정지[7] • 세포증식억제[5,6,7] 2. 임상례의 검토 숙주면역능의 개선효과 • suppressor T세포의 저하, cytotoxic T세포의 증가[8] • NK세포활성치 정상화 유지[9,12] • 세포상해성 T세포(CTL) 활성 상승[10] • 단핵구/T세포 비 저하[12] • IL-4 및 Th 1/Th 2 비 개선[12]
방사선·화학요법 부작용 경감작용
• 골수억제 예방효과 골수간세포 증가(조혈회복촉진작용)[13] • 항암제 부작용에 대한 치료 말초신경장애, 관절통, 근육통 → **芍藥甘草湯 牛車腎氣丸**[18,19] 설사 → **半夏瀉心湯 柴苓湯**[20] 구내염 → **柴朴湯 小柴胡湯**

▸ 原田 등[6]은 쥐(Mouse)의 피하실험종양을 이용하여 補中益氣湯을 경구투여한 결과, 종양증식억제, Mouse의 cytostasis 활성증강, 국소 임파절세포의 종양 특이적 CTL 유도능이 확인되었다고 하였다.

▸ 矢野 등[7]은 小柴胡湯의 수용성 성분이 농도의존적으로 사람 간세포암세포주, 담관암 세포주에 대하여 증식억제효과를 보였고, 그 작용기전으로서 apotosis의 유도와 세포주기에서 G0/G1기에서의 arrest(세포회전의 정지) 2가지를 지적했다.

② 임상적 검토

▸ 今野 등[8]은 위암 절제를 한 33례를 대상으로 봉투법을 통해 UFT 단독 투여군과 UFT+十全大補湯 투여군으로 나누어 면역능의 개선효과에 대해 검토하였다. 그 결과, 후자인 十全大補湯 병용군에서는 supressor T세포의 낮은 수치 · cytotoxic T세포의 높은 수치가 보이면서 자각증상도 개선되어 유효성을 확인하였다고 한다.

▸ 安東[9]은 부인과 악성종양 31례를 대상으로 十全大補湯을 내복한 기간이 길수록 NK세포 활성치가 정상범위로 안정되고, 환자의 호소도 경감하였다고 한다.

▸ 相良[10]도 일차 치유된 난소암에 6개월간 十全大補湯을 투여하여 CTL 활성의 상승을 확인했다. 항종양면역능의 지표인 단핵구/T세포(M/T비)가 낮은 수치를 유지하고 재발 예방 효과를 시사했다.

▸ 또한 十全大補湯으로 간암 폐전이가 퇴축된 증례 보고[11]와 Stage Ⅲ · Ⅳ의 암환자에게 補中益氣湯을 투여함으로써 숙주면역능(IL-4, Th1/Th2 비의 개선, NK 활성 상승)이 개선되었다는 보고가 있다[12].

방사선·화학요법의 부작용 경감 작용

▸ 大西 등[13]은 방사선장애 후의 조혈회복시 十全大補湯(TJ-48)의 조혈계에 대한 효과를 Mouse를 사용하여 검토하였다. 코발트 조사 직후부터 TJ-48을 1주간 투여한 결과 TJ-48 투여군에서 골수간세포의 유의한 증가를 확인하였고, 조혈 회복촉진작용도 있다고 하였다.

▸ 千葉 등[14]은 자궁경부암 27례에 방사선치료(50~74Gy)를 실시하면서 18례에는 TJ-48, 9례에는 補中益氣湯을 계속 투여하였다. 그 결과, 백혈구는 감소하였지만 방사선치료를 중지한 증례는 없었고, 十全大補湯과 補中益氣湯은 방사선 요법에 따른 백혈구 감소 방지에 유효하였다고 하였다.

▸ 十全大補湯 補中益氣湯 人參養榮湯 등 한방처방은 암화학요법에 따른 골수억제 예방효과가 있고, G-CSF 제제의 투여량을 감소시킬 수 있었다는 다수의 보고가 있다[15~17]. 그러나 골수억제 그 자체에 대한 치료효과는 미미하다고 한다.

▸ 더욱이 항암제 파크리탁셀(paclitaxel)의 신경독성에 의한 부작용으로 말초신경장애 · 관절통 · 근육통이 있는데, 芍藥甘草湯 牛車腎氣丸을 투여하면 부작용인 下肢痛, · 腰痛 · 저림 등에 유효하다고 한다[18,19]. 이리노테칸(irinotecan) (CPT-11)의 주요 부작용은 골수억제와 설사이다. 설사에 대해서 이리노테칸 투여전에 半夏瀉心湯과 柴苓湯을 투여가 추천된다. 멕토트렉세이트(Methotrexate) · 에토포시드(Etoposide) 등에 의한 부작용에는 구내염이 있는데, 柴朴湯 小柴胡湯이 예방효과가 있다고 한다.

표 19. 뇌종양에 대한 한방치료 보고

저자 보고년도	한약	병용약	대상	치료효과	작용기전
沼 등[23] 2000	보중익기탕	_	악성뇌종양세포	증식능 저해 Necrosis 유도	세포회전저지
中村 등[24] 1994	십전대보탕	ACNU	Mouse Glioma 피하이식종양	종양축소증강	L3T4, Lyt-2 증가
高橋[25] 1995	인삼양영탕 or 십전대보탕	CDDP OR ET	Mouse Glioma 피하이식종양	종양축소	NK활성저하억제 TNF 활성상승
	인삼양영탕 십전대보탕	CDDP+ET chemo 간헐기	1 악성뇌종양 (11/7례)	골수억제경감 부정수소개선	
根本 등[26] 1997	십전대보탕	Rad. chemo	1 재발 악성 Glioma (1증례)	1년 추적 : 종양증대(-) 외관 장애(-)	
松田[27] 2006	십전대보탕가미	Rad.	전이성 뇌종양 폐암(1증례)	3년 3개월 추적 : 종양증대(-) 두통, 비틀거림 소실	
宮上 등[28] 2003	십전대보탕	한방단독 Or INF-β	1 뇌종양 (29례)	2개월 추적 : 숙주 면역능 개선 Suppressor T cell 하강 TNF-α 생산능 상승	

CDDP ; cisplatin, ET ; etoposide, rad. ; radiation, chemo ; chemotherapy, INF-β ; Interferon-β

QOL유지 · 개선작용

- 근래, 十全大補湯 등의 한방 補劑가 암수술 후 QOL 개선에 유용하다는 보고가 늘고 있다. 이것은 한방 補劑의 면역능 저하방지와 빈혈방지, 식욕개선 작용이 배경으로 작용한 것이다.
- 岡本 등[21]은 소화기암 수술 후의 QOL 개선에 관한 실험적 · 임상적 검토를 시행하였다. Mouse 실험에서는 十全大補湯 혼합 사료를 섭취시켜 악액질유발작용이 있는 TNF에 의한 체중 감소를 저지하고, NK세포 활성의 저하를 경감시킨다고 하였다. 임상적으로는 소화기 암 수술을 한 109례에 十全大補湯을 장기 투여한 결과, 수술 후의 QOL에 관한 설문지 조사에서 신체적 상황에서 90% 이상, 정신적 상황에서 85%라는 만족스러운 결과를 얻어 QOL면에서 개선을 보였다.
- 黑川[22]는 소화기 암 수술 후 각종 보조요법 등에 QOL 저하, 식욕부진을 호소하는 경우가 많지만, 여기에 十全大補湯을 투여하여 약 80%의 식욕개선을 이루었다. 이것은 생체방어기전을 조정하는 작용이 있다는 것을 시사한다.

뇌종양에 대한 한방치료(표 19)

- 암치료에서 한방 補劑의 병용 치료 효과에 관한 연구보고는 많으나, 뇌종양에 대해서는 그리 많지 않다. 뇌종양에서도 암치료와 같이 한방 補劑를 사용하여 ① 면역기능 개선효과 ② 방사선 · 화학요법에 따른 부작용 경감효과가 있다고 한다.

① 기초적 검토

- 沼 등[23]은 in vitro 조건하에서 뇌종양 세포주에 대한 補中益氣湯의 유용성에 관하여 플로사이토미트리(유세포분석기 ; flow cytometry)를 사용하여 직접적 항종양효과와 그 작용기전에 대하여 검토하였다. 악성 뇌종양 세포주인 U251MG세포의 배양하에서 어떤 약제 농도에서도 補中益氣湯투여로 Control 군에 비하여 세포증식능력을 저해시켰다는 것을 확인했다. 플로사이토미트리(유세포분석기 ; flow cytometry) 를 이용한 세포주기 검토에서는 먼저 배양 24시간 후에 G1/S 이행기에서 Block이 생김으로써 G1 accumulation이 일어나고, 계속해서 48시간 후에는 S/G2M 이행기에는 Block이 생겨 S accumulation이 일어나고,

그 후 세포사를 일으킨다고 보았다. 즉 악성 뇌종양 세포주에 대한 補中益氣湯의 항종양효과는 Aptosis가 아닌, Necrosis 유도였다고 밝혔다.

- 中村 등[24]은 C57BL/6 Mouse 피하에 繼代 가능한 Mouse Glioma(203G1)를 사용하여 十全大補湯과 ACNU와의 병용효과에 대해 검토하였다. 十全大補湯 단독투여에서는 종양 증식 억제효과가 없었지만, 각 농도의 ACNU와 병용함으로써 유의한 종양 증식 억제효과가 나타났다. ACNU 10mg/kg, ACNU 20mg/kg 단독투여군의 치료시작 3주 후의 치료군/대조군의 종양 부피비는 각기 99%, 72%였던 것에 비해, 十全大補湯 + ACNU 병용군에서는 각기 66%, 49%로 종양 부피비의 감소가 보였고, 十全大補湯 병용으로 종양 축소 효과가 확인되었다. 더욱이 치료시작 3주째에 Mouse 말초혈행 중 T세포 subset 해석을 시행한 결과, 十全大補湯 + ACNU 병용군에서는 ACNU 단독군에 비교하여 L3T4, Lyt-2 모두 증가경향을 보였다.
- 高橋[25]는 Mouse에 인간 악성 Glioma 세포를 이식한 모델에 ① control ② cisplatinum(CDDP) 또는 etoposide(ET) 투여군 ③ 人參養榮湯과 CDDP 또는 ET 병용군 각각 5 마리씩, 총 15마리를 검토하였다. ③의 人參養榮湯 + ET병용군에서는 종양 축소와 더불어 백혈구 감소와 골수 유핵세포의 감소를 유의하게 억제했고, NK활성 저하도 유의하게 억제하였다. 또한 같은 Mouse glioma 모델을 사용하여 종양세포 이식 5주째에 도살한 결과, 十全大補湯 단독투여군에서 종양 증식이 억제·생존기간 연장이 확인되었고, TNF 활성이 상승되었다.

② 임상적 검토

- 한편, 임상증례의 인간 악성 뇌종양에서 CDDP·ET 같은 화학요법에 앞서 人參養榮湯 투여를 계속한 11례에서는 확실한 골수억제가 나타나 G-CSF가 필요해진 증례는 없었다. 화학요법 간헐기에 十全大補湯 단독투여를 시행한 7례에서는 종양축소는 보이지 않았으나 대다수의 환자에서 전신권태감과 두중감 등의 不定愁訴가 개선되었다.
- 根本 등[26]은 약 2년 전에 방사선·화학요법을 받은 62세 남성의 재발성신경교종으로 인한 재수술을 가족들이 거부하였기 때문에 十全大補湯 단독 투여만으로 치료하였다. 그 후 약 1년이 경과하면서 종양 증대는 보이지 않고, 의식 수준 저하 등 신경장애는 악화되지 않고, 경과가 좋았던 1증례를 보고하였다.
- 松田[27]도 폐암에서 약 4cm 크기의 소뇌로 전이된 예에 대해 방사선치료를 시행한 후, 진료를 하였다. 그 후 十全大補湯加瓦茸의 한방치료만 시행하여 경과를 살펴 본 결과, 몸상태는 좋고, 두통·비틀거림은 대부분 소실되고, 말이 조금 정확하지 않을 뿐이었다. 한방치료를 시작한지 약 3년 3개월이 경과하였으나 종양은 커지지 않고, 계속 근무할 수 있는 상태로 양호하였다는 증례를 보고하였다.
- 저자들[28]은 29례의 뇌종양에 대해 초기 치료 후 보조요법으로 INF-β + 十全大補湯 병용군, 또는 十全大補湯 단독군 2군으로 나누어 치료하였다. 그 결과, 十全大補湯은 T세포 subset, TNF-α 생산능력 검토에서 숙주 면역능력 개선효과가 나타나, 뇌종양의 보조요법으로서 유용성을 시사하는 결과를 얻었다. 상세한 사항에 대해서는 다음 장에서 서술한다(44 페이지 토픽 참고).

  한편, 악성뇌종양의 방사선·화학요법으로 인한 부작용을 경감시키기 위해서 한방 補劑로 치료한 결과, 그 유효성이 확인되었다.
- 林[29]는 악성뇌종양의 頸髓전이에 대하여 방사선조사 23Gy을 시행하였는데 조사 후부터 인두통이 출현하고, 그 후 추가조사로 인해 연하통, 연하장애가 발생하였다. 이때 芍藥甘草湯을 뜨거운 물에 녹여 투여하여 효과가 뛰어난 1례를 보고하였다. 또한 악성뇌종양에 합병된 뇌압항진증에 五苓散을 사용하여 그 유효성에 대해서 서술하기도 하였다[30]. 辻[31]는 송과체종양으로 아주 극심한 권태감, 잠자리에서 일어나기 힘듬, 식욕부진, 미열, 상기와 같은 증상을 보이는 방사선요법 후유증에 대해 柴胡桂枝湯 山梔子를 투여하여 개선효과가 나타난 증례를 보고하였다.
- 三浦 등[32]은 수술, 또는 감마나이프 치료를 거부한 좌소뇌교각부의 수막종의 증례에서 삼차신경영역의

만성통증이 지속적으로 관찰되어 진통제 등을 투약하였으나 효과가 없었던 증례에 한방치료를 시행했다. 본 증례에 桂枝加朮附湯 加味逍遙散을 투여하고, 침구치료를 병행하여 통증이 조절되었으며, QOL 면에서도 유용했다고 한다.

>> 참고문헌

1) 済木育夫：十全大補湯の癌転移抑制効果とその機序. 漢方医学 24：165-167, 2000
2) Muraishi Y, Mitani N, Yamaura T, et al：Effect of interferon-α A/D in combination with the Japanese and Chinese traditional herbal medicine Juzen-taiho-to on lung metastasis of murine renal cell carcinoma. Anticancer Res 20：2931-2937, 2000
3) Sai K, Kato M, Takeda K, et al：T cell-immunity based inhibitory effects of orally administered herbal medicine Juzen-taiho-to on the growth of primarily developed melanocytic tumors in RET-transgenic mice. J Invest Dermatol 117：694-701, 2001
4) 中島　泉：癌免疫賦活と漢方薬. 癌の臨床 48：191-197, 2002
5) 岩永賢司, 東田有智, 野上寿二, 他：4. 腫瘍細胞のアポトーシス誘導に及ぼす漢方製剤の影響. 漢方と免疫・アレルギー 11：71-78, 1997
6) 原田　守, 野本亀久夫：腫瘍免疫と補中益気湯. Prog Med 16：1501-1505, 1996
7) 矢野博久, 溝口充志, 福田一典, 他：apoptosis 誘導および G0/G1 期での細胞回転停止による小柴胡湯の癌細胞株に対する増殖抑制効果. Cancer Res 54：448-454, 1994（和訳）
8) 今野弘之, 丸尾祐司, 馬場正三, 他：胃癌術後補助化学療法における十全大補湯併用による免疫能改善効果. Biotherapy 11：193-199, 1997
9) 安東規雄：婦人科領域の悪性腫瘍に対する十全大補湯の併用効果（第三報）, 特に NK 細胞活性値と好中球の関連について. 産婦人科漢方研究のあゆみ 18：89-93, 2001
10) 相良祐輔：十全大補湯の免疫賦活作用. JAMA（日本語版）19：14-15, 1998
11) 半田桂子, 川村直弘, 山岸隆文, 他：十全大補湯により肝癌の肺転移が肺転移退縮が得られた 1 例. 漢方医学 29：16-20, 2005
12) 恒川　洋：がん患者の宿主免疫機能改善に対する補中益気湯の使用経験, ―Th1/Th2 バランスなどに及ぼす影響について―. Prog Med 25：1929-1931, 2005
13) 大西陽子, 安水良知, 池原　進：放射線照射による副作用の軽減と予防効果. 癌と化学療法 16：1494-1499, 1989
14) 千葉　丈, 横山　隆, 瀬島　信, 他：子宮癌の放射線療法における十全大補湯および補中益気湯の臨床効果について. 産婦中四会誌 35：212-217, 1987
15) 伏木　弘, 結城浩良, 家城匡博：抗癌剤の副作用軽減に対する補中益気湯の有用性について. 産婦人科漢方研究のあゆみ 17：72-75, 2000
16) 田中哲二, 梅咲直彦, 萩田幸雄, 他：卵巣癌 TJ 療法に伴う好中球減少症と漢方補剤による予防機序. Oncology & Chemotherapy 16：192-197, 2000
17) 藤原道久, 河本義之：婦人科悪性腫瘍の化学療法による骨髄抑制に対する十全大補湯の効果. 産婦人科漢方研究のあゆみ 15：86-89, 1998
18) Yamamoto K, Hoshiai H, Noda K：Effects of Shakuyaku-Kanzo-to on muscle pain from combination chemotherapy with paclitaxel and carboplatin. Gynecol Oncol 81：333-334, 2001
19) 藤原久也, 卜部　武, 上田克憲, 他：Paclitaxel, Carboplatin 併用化学療法における関節痛, 筋肉痛に対する芍薬甘草湯の有用性. 癌と化学療法 27：1061-1064, 2000
20) 鎌滝哲也, 横井　毅, 永井栄一, 他：塩酸イリノテカンの副作用に対する半夏瀉心湯の予防効果. Prog Med 16：173-177, 1996
21) 岡本　亮, 西連寺意勲, 本橋久彦, 他：消火器癌術後の QOL 改善に対する漢方補剤の使用経験. 日消外会誌 8：971-975, 1995
22) 黒川胤臣：十全大補湯と消化器癌の予後. Biotherapy 20：56-60, 2006
23) 沼　義博, 塚崎祐司, 河本圭司：悪性脳腫瘍細胞株に対する補中益気湯の抗腫瘍作用―細胞周期に及ぼす影響について―. Biotherapy 15：49-53, 2000
24) 中村　治, 岡本幸一郎, 金子雅俊, 他：マウスグリオーマに対する十全大補湯と ACNU の併用効果の検討. Biotherapy 8：1003-1006, 1994
25) 高橋　弘：悪性グリオーマ治療における漢方方剤の有用性. 漢方と最新治療 4：133-137, 1995
26) 根本　仁, 山口克彦：十全大補湯が再発神経膠腫に有効と考えられた 1 例. 漢方診療 16：22-24, 1997
27) 松田邦夫：治験録（244）, 脳腫瘍に十全大補湯. 活 48：5-6, 2006
28) 宮上光祐, 片山容一：十全大補湯による脳腫瘍患者免疫能への改善効果. 脳神経外科 31：401-409, 2003
29) 林　明宋：頸髄照射にともなう嚥下痛・嚥下障害に芍薬甘草湯が著効した 1 例. 日本東洋医誌 57（別冊）：253, 2006
30) 林　明宗：頭蓋内悪性脳腫瘍にともなう脳圧亢進症状に対する五苓散の臨床効果. 日本東洋医誌 58（別冊）：139, 2007
31) 辻　和之：放射線療法後の松果体腫瘍後遺症に悩む少年の一例. 日本東洋医誌 57（別冊）：222, 2006
32) 三浦一恵, 別部智司, 雨宮義弘：三叉神経領域の慢性痛に対して漢方, 鍼灸を応用した 1 症例. 痛みと漢方 13：65-67, 2003

MEMO 한방약의 제형과 방제의 이름

제형으로는 ① 끓인 탕액 ② 생약을 분말한 산제 ③ 산제를 벌꿀 등으로 빚어 환제로 만든 것으로 분류 가능하다.

- 예로부터 제형으로는 탕액이 가장 폭넓게 사용되어왔다. 환자 증상에 맞추어 또는 부작용 등을 고려하여, 약제의 양을 가감할 수 있기 때문에 많이 사용되었다. 더욱이 고령자나 영유아도 복용하기 편하고, 약물의 흡수가 좋다는 이점 등도 있다.
- 환제는 약효가 완만하며, 맛이나 냄새가 거의 없고, 휴대하기 편리한 제형이다. 보통, 벌꿀로 코팅하기 때문에 제유성분 등의 휘발을 방지하고, 시간경과에 따른 약물 변질이 적어 장기보존이 가능하다.
- 산제는 가열로 정유성분 휘발을 막고, 즉효성을 기대할 수 있는 방제이다. 산제는 정유성분을 함유한 약재(桂枝 蘇葉 薄荷 등)를 많이 포함한 방제에 있다.
- 방제의 이름은 주요 약재 이름을 딴 桂枝湯 麻黃湯 人參湯 등이 있다. 또는 구성 약물 모두의 글자를 하나씩 따서 만든 것도 있다. 즉, 苓桂朮甘湯(茯苓 桂枝 白朮 甘草)이나 苓甘薑味辛夏仁湯(茯苓 甘草 乾薑 五味子 細辛 半夏 杏仁) 등이 있다. 방제를 구성하는 약물의 수를 나타내는 방제로는 五苓散 八味地黃丸 등이 있다. 治打撲一方 같이 용도를 나타내는 경우도 있다.
- 방제명 앞에 大小를 붙이는 경우가 있는데 大를 쓴 것은 小를 쓴 것보다 증상이 격심한 병증에 사용한다. 여기에는 小柴胡湯 大柴胡湯 小建中湯 大建中湯 등이 있다.
- 방제명 제일 뒤에 「料」 라고 적는 경우는 기타 제형을 탕제 방법으로 변경하였다는 의미이다. 五苓散料 같은 예이다.

뇌종양치료에 대한 十全大補湯의 유효성 -필자의 경험 증례 검토-

토픽

| 요점 |

1. 본 연구에서는 인간 뇌종양, 특히 glioma에 대한 수술 등의 초기 치료 후, 보조요법으로 Interferon-β (INF-β)와 十全大補湯(쯔무라제약, TJ-48)을 병용투여하거나 TJ-48 단독투여를 시행하였다. 그 투여 전후 세포성 면역에 관한 suppressor, helper, cytotoxic 각 T세포, natural killer(NK) 활성, tumor necrosis factor alpha(TNF-α) 생산능력 등을 측정하여, TJ-48의 숙주면역능력의 개선효과에 대해 검토하였다[1].
2. 또한 low grade astrocytoma에 대해 INF-β·TJ-48로 수술 후 장기 병용 유지 요법을 시행한 결과에 대해 보고한다[2].

十全大補湯

- 구성약물: 黃耆 桂皮 地黃 芍藥 川芎 蒼朮 當歸 人參 茯苓 甘草

十全大補湯에 의한 뇌종양환자 면역능력의 개선효과[1]

대상 및 방법

① 대상증례

- 어느 정도 면역학적 검사가 가능하고, 침습적으로 조직형 확인이 가능한 37례의 성인 인간 뇌종양을 대상으로 하였다. 그 내역은 glioma가 29례(glioblastoma 13례, anaplastic astrocytoma 7례, anaplastic oligodendroglioma 1례, low grade astrocytoma 7례, ependymoma 1례)와, non-glial tumor가 8례(metastatic brain tumor 3례, meningioma (atypical or recurrent) 3례, malignant meningioma 1례, olfactory neuroepithelioma 1례)이었다.

② 뇌종양 치료와 TJ-48

- glioma에 관한 초기치료로 양성 low grade astrocytoma 7례에 종양 적출술과 수술 후 INF-β 300만/1회/일, 5회/주를 4주간 투약하였다. 악성 glioma 21례에는 종양 적출술, 방사선조사(50~60Gy)에 병용하여 화학요법, INF-β 300만/1회/일, 5회/주를 4주간 투약하였다. 화학요법은 CVF(carboplatin 300mg/m^2, VP-16, 20mg×5, 5-FU 10~15mg/m^2×5), 또는 PAV요법(ACNU 80mg/m^2×1, VCR 1.4mg/m^2×2, procarbazine 60mg/m^2×7)을 각각 2 쿠르 시행하였다.
- non-glial tumor의 초기치료는 기본적으로 수술적 치료가 중심이다. 악성 non-glial tumor의 경우에는 방사선조사 병용을 기본으로 하면서 수술 후부터 十全大補湯(TJ-48)을 투여하였다.
- 퇴원 후에 초기 치료 후의 보조요법으로서 A군(INF-β ·TJ-48 병용군), 또는 B군(TJ-48 단독군)에서 실시한 치료 결과를 검토하였다. 악성 glioma에서는 주 1회, 양성 glioma에서는 2주에 1회 INF-β 300만을 투여하고, TJ-48(7.5g/일)을 연일 병용투여하였다. 면역 기능을 검사하기 위해서 말초혈액의 채혈은 초기 치료 전(또는 TJ-48 투여 전), 투여 후 1개월, 2개월, 또는 그 이후 각 시기에 채혈하여 혈중 T세포 subset, NK활성, TNF-α 생산능력을 측정하였다.

③ T세포 Subset, NK활성, TNF-α 생산능력의 측정법

- T세포 Subset 검색은 세포표면항원을 측정하여 실시한다. 환자 말초혈액에서 임파구 분획을 밀도도배원심으로 분리하고 CD4, CD8, CD11 및 CD45RA의 각

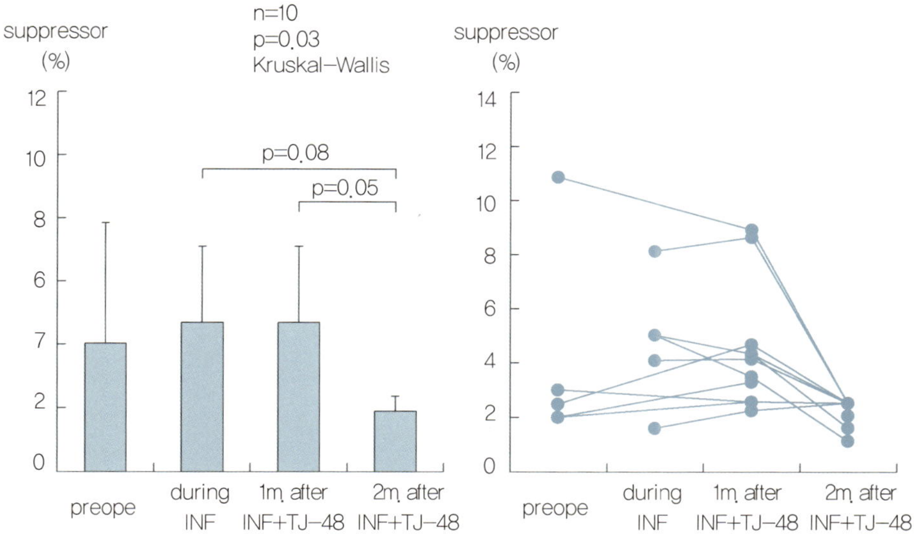

그림 3. glioma에 대한 INF-β·TJ-48 병용치료(A군) 전후의 suppressor T세포치(%)의 변동

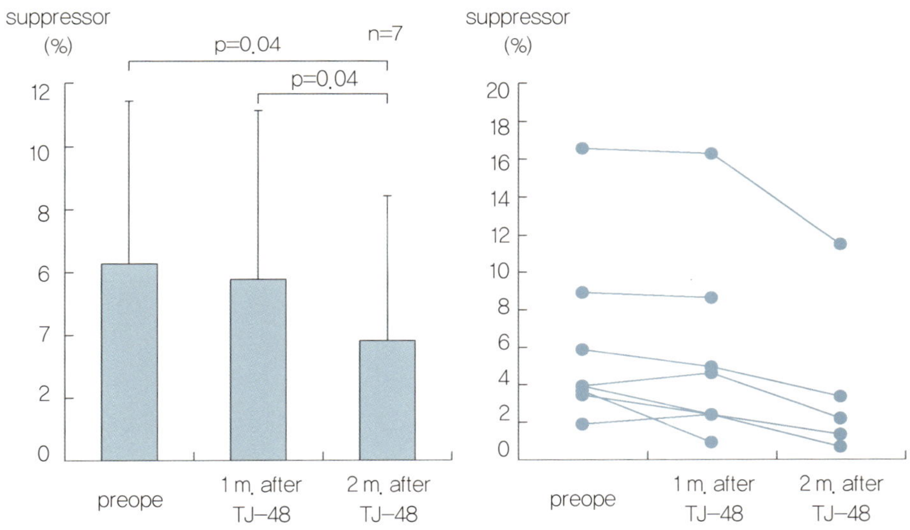

그림 4. 뇌종양에 대한 TJ-48치료(B군) 전후의 suppressor T세포치(%)의 변동

임파구 세포표면 marker 항체를 사용하여 2중 염색에 의해 two-color flow cytometry로 실시하였다. 각 세포표면 marker 판정으로 CD4+, 45RA-에서 helper T cell을, CD8++(강양성), 11b+에서 suppressor T cell을, CD8+, 11b-에서 cytotoxic T cell을 각기 판정하여 측정치는 %로 표시했다.

▸NK활성 측정은 뇌종양환자 말초혈 임파구를 원심분리 후, flow cytometry로 계산하여 effectot cell로 하였다. 한편, 방사선 Cr으로 표식된 NK활성 감수성 세포인 K562세포를 target cell로 준비해 놓고, effector cell/target cell을 20:1이 되게 혼합하여 반응을 유도한 후 NK활성으로 임파구에서 누출되는 방사선을 감마 Counter로 측정하였다.

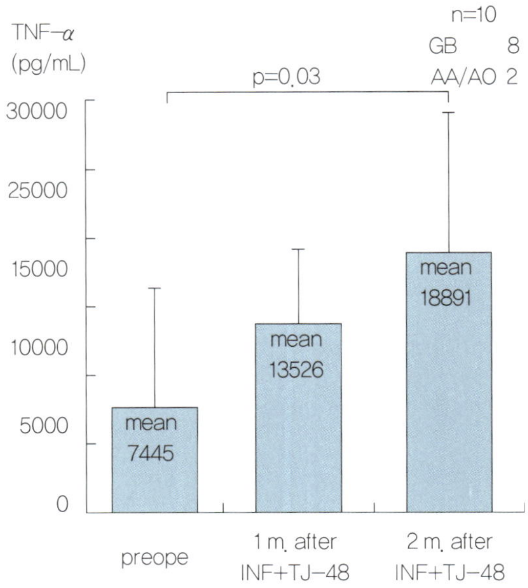

그림 5. 악성 glioma에 대한 INF-β·TJ-48병용치료(A군) 후의 TNF-α 생산능력의 변동

- tumor necrosis factor(TNF)-α 생산능력의 측정은 환자 혈액에서 원심분리로 얻어진 단핵구, 임파구를 분리배양하여, 그 배양상청중의 TNF-α 농도를 ELISA 법으로 anti TNF-α 에 대한 TNF-α 농도를 측정하였다.

면역기능의 측정결과(그림 3~5)

① T세포 Subset

- suppressor T세포는 10례 glioma의 INF-β , TJ-48 병용군(A군)의 각 평균 ±표준편차치(%)를 보면 보조요법 전에 4.1±3.8, INF-β 단독투여 중에 4.7±2.4에 비하여 INF-β 에 TJ-48을 병용한 2개월 이후에는 2.0±0.5로 저하되었다. 10례 중에 예후불량의 glioblastoma 1례를 제외하고 A군 치료 후 모든 증례에서도 현저하게 하강하여 낮은 수치이었다(p=0.08)**(그림 3)**.
- TJ-48 단독치료군(B군)의 뇌종양 7례의 검토에서는 보조요법 전의 suppressor T세포의 각 평균±표준편차치(%)는 6.4±5.0이었다. 보조요법 후 2개월까지 검색 가능한 5례에 대한 2개월째 수치는 3.9±4.5로 모두 2개월 이후에 유의한 차를 보이며 하강하였다(p=0.04)**(그림 4)**.
- helper T 세포의 검색은 18례의 뇌종양을 측정하였다. A, B군의 보조요법 후 helper T 세포는 약간 증가하는 예가 많았으나 유의한 차는 없었다. cytotoxic T세포는 17례를 대상으로 검색하였는데 A, B 양 군의 치료 전후에서 확실한 변동은 없었다.

② TNF-α 생산능력(그림 5)

- TNF-α 생산능력의 각 치료전 평균치는 악성 glioma에서 6741.9pg/ml이었던데 반해, 양성 glioma에서는 13355.5pg/ml이었다. 악성 glioma의 TNF-α 생산능력은 양성의 약 1/2 정도이었다. A군 보조요법 전후의 각 평균±표준편차치(pg/ml)에서는 악성 glioma 8례를 대상으로 하였지만, 보조요법 전에 7444.6±8984(pg/ml)이었던 것에 비해 치료 1개월 후에는 13525.9±5665(pg/ml), 치료 2개월 후에는 18891.4±10014(pg/ml)로 치료후 TNF-α 생산능력은 상승하였다. 치료 전후에 걸쳐 TNF-α 생산능력을 측정할 수 있었던 7례 중 6례에서는 치료 전 수치에 비해 치료 후 1, 2개월 후에 2배 이상으로 높게 나와 유의한 차이를 보였다(p=0.03).

③ NK활성(표 20)

- 치료전의 각 평균 NK활성치는 악성 glioma 19례에서는 18.15%, 양성 glioma 7례에서는 34.33%로, 악성에서는 양성에 비해 약 1/2의 낮은 수치를 보였다. A군의 보조요법 전에는 24.4±16.9이었던 것에 비해 치료 1개월 후에는 27.5±7.4로 약간 증가하였으나, 2개월 후에는 16.0±5.8으로 오히려 전 수치에 비해 약간 저하되었다. B군에서도 치료 전에 평균치 24.2이었던 것에 반해 TJ-48를 투여하고 1, 2개월 후의 평균치는 각각 21.7, 23.2로 거의 변동이 없었다.

Low grade astrocytoma에 대한 INF-β, 한방 보제의 장기유지 병용요법(표 20~22)[2]

대상 및 방법

- 대상으로 한 low grade astrocytoma 7례의 조직형은

표 20. 악성glioma에 대한 INF-β·TJ-48 병용군(A군) 치료전후 NK활성 변동

no.	histology	preop	postop	after rad.	1 m. after INF + TJ-48	2 m. after INF + TJ-48
1	GB	55.5	17.1	39.9	28.6	
2	GB	14.5	19.5	16.6		10.4
3	GB	9.1	6.9	7.0	14.6	20.2
4	GB	34.1	16.0	23.2	32.7	13.5
5	GB	15.7	5.6	8.5		7.1
6	GB	8.6	4.7		29.6	
7	GB					13.9
8	AA	31.7	35.5	13.9	34.1	17.7
9	AA	9.4		27.1	19.9	20.7
10	AO	41.0	6.5	16.1	33.1	24.7

GB : glioblastoma, AA : anaplastic astrocytoma, AO : anaplastic oligodendroglioma, preop : preoperation
postop : postoperation, rad : radiation, 1m : 1 month, 2m : 2 month, INF + TJ-48 : INF-β·TJ-48병용치료

표 21. INF-β·TJ-48을 이용한 장기유지병용요법(A군)을 시행한 low grade astrocytoma 증례 일람

case	age	sex	histology (WHO grade)	location	symptom	surgery	MTT	PFS (months)	survival
1	52	M	astrocytoma grade2	T, B	seizure	partial	129	–	130 alive
2	43	M	astrocytoma grade2	T	seizure	partial	60	–	180 alive
3	42	M	astrocytoma grade2	F	seizure	partial	88	–	108 alive
4	70	F	astrocytoma grade2	F	disorien-tation	partial	65	–	88 alive
5	32	M	astrocytoma grade2	F	seizure	partial	60	–	62 alive
6	28	M	astrocytoma grade1	F	seizure	total	47	77	88 dead
7	27	F	astrocytoma grade2	T	seizure	partial	52	58	72 alive

MTT : maintenance therapy time, PFS : progression free survival,
T : temporal, B : basal ganglia, F : frontal

6례가 WHO grade Ⅱ, 1례는 WHO grade Ⅰ이었다. 연령은 40세 미만 3례, 40세 이상 4례로 남성 5례, 여성 2례이었다. 발작시 증상은 6례에서 경련발작이 나타났고, 나머지 1례는 지남력 장애·두통이 있었다. 경련발작 5례는 내원 1개월 이내에 경련이 있었고, 나머지 1례는 9개월간 경련 발작이 있어 내원하였는데 정밀검사를 하여 결과를 진단받았다. 수술 전 Karnovsky performance status(KPS)는 100%가 6례, 90%가 1례이었다. 종양부위 상은 전두엽 4례, 측두엽 2례, 측두엽+기저핵 1례이었다. MR영상에서 광범위 진전예가 4례, 국한성 진전예가 3례이고, 조영증강소견은 모든 예에서 확인되었다.

▸ 치료는 신경탈락장애가 일어나지 않는 범위에서 광범위 종양적출수술을 시행하고, 수술 후 INF-β 300만/1회/

일, 5회/주를 4주간 투여하였다. 퇴원 후에는 외래 통원을 하면서 INF-β 300만/1회를 2주 간격으로 1회 점적주사를 시행하고 한방 보제로 6례에는 十全大補湯(TJ-48)7.5g/일을 경구 투여하였다. INF-β 는 외래통원 2주에 1회 간격으로 점적주사를 실시하여 5년 이상을 목표로 하였다. 1례(**표 21**의 case 5)는 한방보제 十全大補湯의 투여로 식욕부진, 위가 더부룩함 등의 증상이 있었기 때문에 補中益氣湯(TJ-41) 7.5g/일으로 변경하였다. 모든 증례에서 INF-β 치료 종료 후에도 한방보제 치료를 지속하였다.

- 7례 중 5례(case 1~5)의 low grade astrocytoma에 INF-β · TJ-48/TJ-41을 통한 치료 전후의 T세포 Subset를 검색하였다. T세포 Subset는 helper T 세포(%) CD4+, CD45RA), suppressor T 세포(%)(CD11b+, CD8++), cytotoxic T 세포(%)(CD11-, CD8+)를 측정하였다.

결과

① 치료 예후(표 21)

- 7례의 종양적출도는 육안적 전적출술이 1례, 부분적 출술이 6례이었다. 부분 적출도는 30~90%의 적출이었다. 수술 후의 KPS는 수술 전과 변함이 없었고, 신경탈락장애도 보이지 않았다. 수술 후에 4주간 INF-β 를 모든 증례에 점적주사 시행한 후 퇴원하였다. 입원 중을 포함한 퇴원 후의 외래 통원에서 INF-β 점적치료 및 한방 병용 유지요법 기간은 5례가 5~10년, 2례가 3~4년이었다. 7례 전체의 평균 유지요법 기간은 6년이었다.
- 7례의 예후는 **표 21**처럼 7례 모두 5년 이상 생존하고, 7례 중 6례는 수술 후 62~130개월이 경과한 현재 생존중이다. 그 외 1례(case 6)는 수술 후 88개월 만에 사망하였다. 외래 통원에서 INF-β · TJ-48/TJ-41의 병용 유지요법을 5년 이상 지속적으로 치료가 가능하였던 5례(case 1~5)에서는 모두 종양이 재발하지 않았다. 그리고 KPS 90~100% 상태로 일상 취업, 또는 사회생활로 복귀하여 5~10년 이상 생존하고 있다.
- 한편 case 6, 7에서는 병용 유지요법은 5년 미만인 47개월, 52개월이었다. 특히 case 6은 외래통원이 불규칙하여 INF-β 치료는 수술 후 10개월 이후에는 2~4주에 1회로 되고, 수술 후 77개월(INF-β 중지 후 30개월)에 대뇌 기저핵 부위에 종양이 재발하였다. 재발후의 치료는 biopsy를 통해 glioblastoma로 진단받고 방사선 화학요법(PAV 요법)을 시행하였으나, overall survival 88개월 만에 사망하였다. case 7에서는 병용 유지요법의 INF-β 를 중지한 후 6개월 만에 원발부위 주변에 종양이 재발하였다. 재발 후에 재수술을 시행한 결과 glioblastoma로 악성 전화를 확인하고, glioblastoma에 준하는 방사선 화학요법(PAV요법)을 계속 실시하였다. 현재 재발후 14개월(overall survival 72개월)째인데 생존해 있다.

② T세포 subset 측정 결과(표 22)

- 5례의 CD11b+, CD8++(suppressor T cell%)의 각 평균치±표준편차는 치료 전에 4.34±2.40, 치료 1개월 후에 4.9±2.30, 치료 2개월 후 또는 그 이후에는 1.93±0.62이었다. 이렇게 치료 후 2개월 또는 그 이후에 측정이 가능했던 4례의 suppressor T cell%는 모든 증례에서 저하되었다. Kruskal-Wallis test에 따른 3군간의 유의차 검정에서는 치료 전과 치료 2개월, 또는 그 이후 군간에서 유의한 차이를 보이며 저하되었다($p=0.0398$).
- CD11b-, CD8+(cytotoxic T cell%)를 측정한 각 평균치±표준편차치는 치료 후 모든 증례에서 상승하였으나, 유의한 차이는 보이지 않았다. helper T cell(%)도 치료 후 상승 경향이었으나, 유의한 차이는 아니었다.

고찰 및 결론

- 十全大補湯(TJ-48)은 10종류의 혼합 약재로 구성되어 있고, 효능으로는 병후 체력저하 · 피로권태 · 식욕부진 · 안색불량 등 피로쇠약이 적응이다.
- 한방 보제인 TJ-48은 ① 면역부활작용 ② 골수기능저하의 억제작용 ③ 체중저하억제 · 항암제 작용증강 · 항종양효과 ④ 말초혈관의 확장작용 등에 관한 보고가 있다.
- 根本 등[3]은 재발 glioma에 TJ-48 단독요법만으로 종

표 22. INF-β·TJ-48을 이용한 장기유지병용요법(A군)을 시행한 low grade astrocytoma 환자말초혈액 중 helper, suppressor, cytotoxic T 세포치(%) 변동

case(astrocytoma)	before treatment	1 month after treatment	≧2months after treatment
CD4+, CD45RA−(helper T cell %)			
1	26.2	37.7	44.7
2	41.1	38.7	39.3
3	15.1	22.8	19.1
4	27.9	27.9	28.1
5	13.6	15.5	
CD11b+, CD8++(suppressor T cell %)			
1	5.0	3.5	1.0
2	4.0	4.2	2.3
3	2.5	4.6	2.3
4	8.1	8.9	2.1
5	2.1	3.3	
CD11b−, CD8+(cytotoxic T cell %)			
1	8.1	7.5	8.5
2	16.8	15.5	18.9
3	24.1	24.4	29.3
4	11.8	15.9	19.2
5	35.0	28.6	

양의 진행을 억제하고, 신경학적 악화를 억제하였다는 증례를 보고하였다. 今野 등[4]은 위암 수술 후 보조화학요법을 시행하면서 TJ-48을 병용했을 경우의 면역개선 효과에 관해 보고하였다. 항암제(UFT) 단독투여군에 비해 UFT와 TJ-48 병용군에서 suppressor T 세포가 유의하게 수치가 낮았고, cytotoxic T 세포도 투여 1개월 후에 수치가 높아졌으며, 자각증상도 개선되어 TJ-48이 유용하다고 하였다.

본 연구는 뇌종양에 TJ-48 단독투여, 또는 INF-β 에 TJ-48의 병용투여로 T세포 subset 변화를 검토하여 숙주면역기능이 개선되었다는 것을 two color flow cytometry 법을 통해 처음으로 증명하였다. 즉 suppressor T 세포는 TJ-48 투여 후 2개월 이후에 유의한 차이를 보이며 감소하였고, cytotoxic T 세포도 상승 경향이었다. 한편, TNF-α 생산능에서 악성 glioma례의 치료 전의 수치는 양성의 약 1/2로 낮았고, 악성도가 올라갈수록 수치가 낮아지는 경향을 보였다. A군의 INF-β , TJ-48 투여 후 2개월 이후에는 TNF-α 생산능력은 모두 치료 전의 수치와 비교했을 때 유의한 차이를 보이며 수치가 높게 나타났으며, TNF-α 생산능력에서도 A군의 치료로 면역력이 개선되었다.

필자의 경험 증례에서 치료 예후에 관해 검토한 결과, low grade astrocytoma 7례에 INF-β , 한방 보제를 이용한 유지요법을 3년 9개월~10년 9개월간 장기간 시행하여, 역추적 조사를 하였다. 5년 이상 지속치료를 시행한 5례에서는 모두 종양이 재발되지 않고, KPS 90~100% 상태에서 일상취업 또는 사회생활을 하며 5~10년 이상 생존해 있다.

기타 5년 미만의 유지요법으로 끝난 2례는 수술 후 77개월과 58개월에 종양이 재발하고, 모두 glioblastoma 악성으로 판정되었다. 그 중 1례는 총 88개월 만에 사망하였다. 이런 점에서 보면 장기적으로 치료가 필요하고, 가능하면 5년 이상 十全大補湯을 병용하는 유지요법이 예후를 양호하게 하는 하나의 인자가 아닐까 생각한다.

▸ glioma는 quality of life를 고려한 장기 유지요법이 중요하다. 본 연구를 통해 한방 보제의 병용, 또는 한방 단독 치료로 면역기능 개선효과가 있다는 것을 확인했고, 앞으로 한방 보제의 병용이 장기 유지요법에 도움이 될 것으로 믿는다.

>> 참고문헌

1) 宮上光祐, 片山容一 : 十全大補湯による脳腫瘍患者免疫能への改善効果. 脳神経外科 31 : 401-409, 2003
2) 宮上光祐, 片山容一 : Low grade astrocytoma に対する INF-β・漢方補剤の長期維持併用療法. Biotherapy 20 : 323-328, 2006
3) 根本　仁, 山口克彦 : 十全大補湯が再発神経膠腫に有効と考えられた 1 例. 漢方診療 16 : 22-24, 1997
4) 今野弘之, 丸尾祐司, 馬場正三, 他 : 胃癌術後補助化学療法における十全大補湯併用による免疫能改善効果. Biotherapy 11 : 193-199, 1997

뇌신경질환에 합병한 MRSA감염증 07

| 요점 |

1. 뇌신경질환에서는 뇌혈관장애·두부외상·뇌종양 등에 의한 의식장애 환자를 치료할 기회가 많다. 이런 질환에서는 고령자들이 장기간 누워 생활하는 경우가 많기 때문에 자주 영양 상태 불량과 면역력 저하에 빠지게 되고, 의식장애가 길어질수록 쉽게 감염증이 합병하게 된다.
2. 임상치료에서 특히 각종 항생제에 감수성이 낮고, 치료가 힘든 MRSA (methicilin-resistant Staphylococcus aureus)에 의한 감염증이 큰 문제이다.
3. 근래 대표적인 한방 보제인 十全大補湯과 補中益氣湯이 환자의 생체방어기전, 특히 면역력 개선에 효과가 있다고 밝혀졌다. 이로 인해 최근 이 한방 보제를 사용한 MRSA 감염증[1~5], 또는 MRSA 보균자에 대한 치료[6~7]와 감염증에 대한 방어효과를 목적으로 한 치료[3,8~10]가 이루어져 그 유용성이 보고되고 있다.
4. 뇌신경질환의 감염증, 특히 MRSA 감염증에 대한 한방 보제를 통한 치료에 지금까지의 기초적·임상적 주요 보고를 중심으로 소수이기는 하지만 필자의 경험 증례에 관해 서술한다.

대표적 한방처방

1. 十全大補湯　　2. 補中益氣湯

MRSA 감염에 대한 한방치료의 유효성에 관한 기초적 검토

- 早川 등[11]은 배양하에서의 in vitro 실험으로 한약 단독으로도 MRSA 증식 억제 효과가 있다는 것을 확인하였다. 또한 Mouse를 사용한 동물실험에서 十全大補湯 小柴胡湯을 10일간 투여하였을 때 간장의 림프구가 유의하게 증가하고, 흉선 외 T세포도 증가하였다고 한다.
- 炭山[12]는 장관 내 MRSA 보균 Rat를 사용한 실험에서 補中益氣湯 단독치료로 치료를 시행하지 않은 대조군과 비교하여 대변 중 MRSA가 유의하게 감소하였다고 하였다. 補中益氣湯과 반코마이신(VCM)의 병용투여에서는 한층 상승효과가 나타났고 보통의 반 정도 분량의 반코마이신으로 대변속 MRSA는 확실히 감소하였다고 보고하였다.
- 松井 등[13], 清水 등[14]은 Mouse에 암화학요법제인 마이토마이신 C(MMC)를 투여하여 골수억제상태를 유도하여 면역력 저하 모델을 만들어, 여기에 MRSA를 접종한 후 실험에 사용하였다. MMC+補中益氣湯 또는 十全大補湯 병용 투여군은 MMC 단독군에 비해 肝臟 및 혈액 속의 MRSA 생존균수가 유의하게 낮았고, MRSA 감염 후의 생존률도 연장되는 경향을 보였다.
- 草地 등[15]은 MRSA에 감염된 27마리의 Mouse를 사용한 실험에서 리팜핀 + levofloxacin 병용 투여에서 MRSA가 감소하였지만, 補中益氣湯을 병용투여함으로써 MRSA 생균수를 더욱 감소시킬 수 있었다고 하였다.

임상증례 : MRSA 감염증의 한방 보제에 의한 치료(표 23)

- MRSA 감염증에 대한 한방치료약은 대표적 補劑인 十全大補湯과 補中益氣湯이다. 그 외 기관지염과 기관지 천식 등에 사용되는 小青龍湯 麥門冬湯과 六君子湯도 MRSA 감염에 대한 유효성이 보고되었다.
- MRSA 감염증에 대한 한방치료 임상증례의 최신 보고는 1992년 池田 등[1]이 발표한 것이 있다. 그들은 각종 항생제만으로 치료가 힘들었던 MRSA 복막염과 장염에

표 23. 뇌신경외과영역 MRSA 감염증에 대한 한방보제 치료보고

보고자	발표년	한약	병용약	원질환	감염증	증례수	균음성화
池田 등[1]	1992	보중익기탕	VCM	위암	MRSA 장염	1	음성
王 등[2]	1994	십전대보탕	–	뇌경색	MRSA 폐렴	1	음성
刈部 등[6]	1997	십전대보탕/ 보중익기탕	–	뇌외과, 질환	MRSA 보균	대조군 52 투여군 44	29% 66%
桃崎 등[4]	1997	보중익기탕	–	뇌출혈	MRSA 감염	3	2 : 음성 1 : 균감소
桜井 등[7]	1998	십전대보탕	CTM/VCM	뇌출혈	MRSA 감염	2	음성
草薙 등[5]	2002	보중익기탕	–	뇌외과, 질환	MRSA 폐렴	30	9 : 음성 21 : 양성
北原[3]	2003	십전대보탕 보중익기탕	–	뇌외과, 질환	MRSA 보균	110	94.5%

대하여 반코마이신과 補中益氣湯 병용치료를 시행한 결과, 치유된 증례를 보고하였다.

▸ 北原[3]는 한약 단독(1992년에 十全大補湯, 1993년에 補中益氣湯을 사용)으로 MRSA 감염을 음성화시킬 수 있었던 2 증례를 보고하였다. 그 후, 의식장애 증례에 합병한 MRSA 감염에 補劑(十全大補湯 補中益氣湯)은 투여한 결과를 종합하여 보고하였다. 중추신경질환으로 인한 의식장애환자로 객담에서 MRSA가 검출된 110례를 대상으로 하여 62례에 十全大補湯을, 48례에 補中益氣湯을 사용하여 치료한 결과, 104례(94.5%)에서 MRSA 음성화가 확인되었다.

▸ 刈部 등[6]은 명확한 감염징후를 동반하지 않은 MRSA 양성 환자를 MRSA 보균자로서 검토하였다. 치료를 시행하지 않은 대조군 52례에서는 MRSA 음성화율이 29%이었다. 이에 반해, 十全大補湯 또는 補中益氣湯 같은 보제 투여군 44례에서는 MRSA 음성화율이 66%로 유의하게 높았고, 음성화까지 필요한 평균 일수가 47일이었다고 그 유용성을 보고하였다.

▸ 王 등[2] 뇌경색 후의 MRSA 감염증에 2개월간의 十全大補湯 단독치료로 MRSA가 음성화된 1례를 보고하였다. 桜井 등[7]은 뇌출혈에 병발한 보균자에 十全大補湯을 사용하여, MRSA가 음성화된 2례를 보고하였다. 桃崎 등[4]도 뇌출혈로 Bed ridden이 된 3례의 MRSA 호흡기 감염증이 병발한 증례에 補中益氣湯 단독 치료를 시행한 결과, MRSA가 음성화 또는 현저하게 감소되었음을 확인하였다.

▸ 草薙 등[5]은 MRSA 폐렴환자 30례에 補中益氣湯을 투여하여 12주 이내에 MRSA가 음성화된 군과 음성화되지 못한 군을 비교하여 양 군 사이에서 여러 인자를 검토하였다. 그 결과, 투약 전의 CRP가 유의한 차이를 보였는데, CRP가 높고 염증소견이 고도한 MRSA 폐렴에서는 補中益氣湯의 효과가 그다지 높지 않았다고 결론지었다.

한방 보제의 MRSA 감염 예방효과

▸ 北原[3]는 2주 이상 의식장애가 있어 4주 이상 입원한 증례를 대상으로 하여 보제(十全大補湯 또는 補中益氣湯)를 투여하여 MRSA 감염 방어능력에 대하여 검토하였다. 조기에 보제를 투여한 261례에서는 8.4%만이 MRSA 양성이었던 것에 반해, 비투여군은 251례에서 32.3%라는 높은 MRSA 양성 비율이 나타났다. 이런 점에서 보제가 유용한 MRSA 감염방어능력을 가지고 있다는 것을 지적하였다.

▸ 關 등[8]은 응급의학과 · 뇌신경외과에 입원한 증례를 대상으로 補中益氣湯의 MRSA 감염 예방효과에 대해 검토하였다. 병원에 입원한 지 3일 째부터 補中益氣湯을

투약한 18례 중 8례에서 MRSA 양성이 나온 것에 반해, 비투여군은 14례 중 9례에서 MRSA가 양성이었다. 補中益氣湯 투여 증례에서 약간 MRSA 양성이 적었다고는 하지만, 유의한 차이는 확인되지 않았다.

- 植田 등[9]은 외상 환자를 대상으로 입원 초기부터 8례에 補中益氣湯을 투여하였는데 그 중 1례가 MRSA 양성이었으나, 비투여군 12례 중에서는 4례가 양성이었다. 양 군간에 유의한 차이는 없었으나 補中益氣湯은 MRSA 감염에 대해 억제 경향이 있다고 보았다.
- 三鴨 등[10]은 의료경제적 입장에서 감염증 치료에 대한 한방치료의 유용성에 관하여 검토하였다. 급성 세균성 호흡기 감염증인 116례를 대상으로 항균약 단독요법군과 항균약과 한약 병용 치료군 간에 유의한 차이는 없었다. 그러나 치료 후의 호흡기 감염증의 재발률은 한약 병용 군에서 낮고, 의료 경제적으로도 한약병용에서 좀 더 총의료비가 억제되는 경향이 있다고 보고하였다.

감염증에서 보제의 유효성 작용기전

- 감염증에 대한 보제의 유효성 작용기전에 대해서는 명확히 밝혀지지 않았다. 일반적으로 신경외과를 대상으로 하는 중추신경질환에서는 고령자로 의식장애 환자가 많기 때문에 면역력 저하와 경구 섭취 곤란으로 인해 영양상태가 불량한 예가 많다. 十全大補湯과 補中益氣湯과 같은 보제에는 면역력 개선효과가 있다고 알려져 있다.
- 보제의 약리작용으로는 사이토카인, macrophage의 활성화, 항체생산세포수의 증가, NK세포 활성개선, 림프구증가 등이 지적되었다. 저자들[16]도 뇌종양에 대한 보조요법으로서 十全大補湯을 투여하여 suppressor T 세포의 억제 · TNF-α 생산능력 촉진효과가 나타났고, 숙주 면역기능 개선효과가 있다고 보고하였다.
- 보제를 통한 MRSA 감염 예방 및 치료효과는 면역기능 개선과 영양상태 개선 등을 통한 생체방어기능이 관여한다고 본다. 炭山[12]는 항암제투여로 면역억제상태에 있는 Rat의 MRSA 보균 모델을 이용하여 補中益氣湯을 투여함으로써 MRSA 생균수가 감소하였다는 사실을 확인하였다.

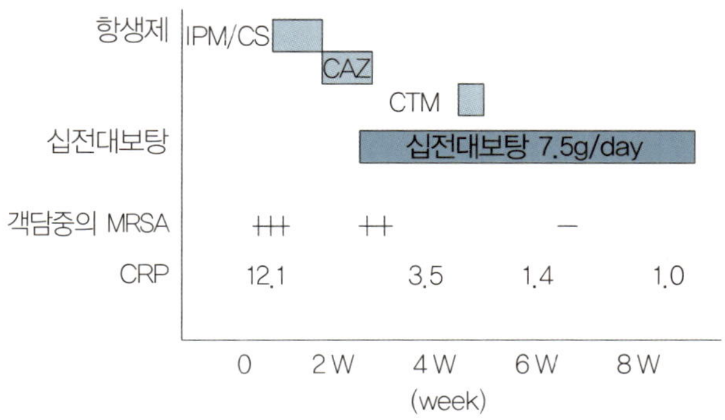

그림 6. 80대 여성 지주막하출혈 + 뇌출혈에 병발한 MRSA 폐렴

필자의 경험 증례 검토와 고찰 : MRSA 감염증

◈ 저자도 MRSA 감염증에 항생제와 十全大補湯 병용치료 또는 항생제 치료 후 十全大補湯 투여를 시행하여 MRSA를 음성화시킨 7례를 경험하였다. 7례의 원인질환은 모두 뇌신경외과질환으로 뇌출혈 2례, 뇌경색 2례, 뇌동맥류 파열로 인한 지주막하출혈, 급성경막하출혈, 골수염이 각 1례가 있었다. 필자의 경험 증례인 MRSA 감염증에서는 한방 보제를 투여하기 전에 각종 항생제 단독치료로는 MRSA가 음성화되지 않는 경우가 많았으나, 항생제와 十全大補湯을 병용 또는 항생제 투여 후에 한방치료를 하였더니 MRSA가 음성화된 경우가 있었다. 또한 MRSA 음성화 이후에 十全大補湯 단독투여를 하며 추적 조사한 결과 MRSA 감염이 재발되지 않아 유용하다고 생각되었다. 필자의 경험 증례 7례의 十全大補湯 투여 개시후부터 MRSA 음성화까지 걸린 기간은 10일에서 5주이었다. 대표적인 증례를 하나 소개한다.

[증례] 80대 여성(그림 6) : 지주막하출혈, 뇌출혈에 MRSA 폐렴이 병발

의식장애(JCS ; 30-100)로 입원하여 보존적 치료를 시행했으나 의식장애 및 경구섭취가 곤란한 상태가 지속되었다. 입원 2주 후 경부터 객담이 많고, 열이 나고, CRP는 12.1로 객담에서 MRSA가 3+로 강양성 반응을 보였다. 치료는 항생제 IPM/CS에 이어서 CAZ를 투여하고 2주 후에 객담 속의 MRSA는 2+로 약간 균수가 감소하였으나 음성화가 되지는 않았다. 입원 약 4주 후부터 十全大補湯 7.5g/일을 단독투여 하던 중 3일간 CTM 병용이 있었으나 약 4주 후부터 MRSA는 음성화되었고, CRP도 1.4, 그 후 1.0으로 저하되어 MRSA 폐렴이 치유되었다. 그 후 재발은 없고, 十全大補湯치료가 유용했다고 생각한다**(그림 6)**.

- 급성기 감염증에 대한 한방치료는 三鴨 등[19], 草𦵠 등[5]도 지적하는 것처럼 항균제 단독요법과 항균제와 한방 병용치료를 비교했을 때 유의한 차이는 없다.
- 하지만 급성감염증 치료 후, 재발률 저하는 한방 단독 치료에서 유효하였다고 한다. 또한 급성 염증 증후가 소실되고 CRP도 저하된 MRSA 보균자는 한방보제단독 투여로 균을 음성화하는 효과가 있고, 입원 시보다 한방 보제 투여를 통해 감염방어능력도 생겼다는 점에서 앞으로 더욱 사용될 것으로 보인다.

>> 참고문헌

1) 池田正仁, 石川浩一, 中村　彰, 他：胃癌術後のMRSA感染症に対する補中益気湯の使用経験. 漢方診療 11：23-26, 1992
2) 王　立夫, 吉田誠一, 森井　研：十全大補湯によりMRSA感染から脱却し得た1例. 漢方診療 13：22-23, 1994
3) 北原正和：MRSAと補剤—臨床の立場から. 臨床検査 17：373-377, 2003
4) 桃崎宣明, 田淵和雄：脳神経外科領域のMRSA感染症に対する漢方薬の有効性に関して. 漢方診療 16：11-14, 1997
5) 草𦵠博昭, 高橋　弘, 寺本　明：脳神経外科領域におけるMRSA肺炎に対する補中益気湯の効果. 漢方と最新治療 11：291-293, 2002
6) 刈部　博, 隈部俊宏, 石橋安彦, 他：脳神経外科領域におけるMRSA保菌者に対する補剤の効果. 脳神経外科 25：893-897, 1997
7) 桜井貴敏, 上田守三, 牛久保行男, 他：MRSA保菌者に対する十全大補湯の使用経験. 漢方医学 22：118-120, 1998
8) 関　知子, 松本富夫, 出口弘直, 他：補中益気湯のMRSA定着・感染予防効果の検討. 漢方医学 23：196-197, 1999
9) 植田俊夫, 山下和範, 中森　靖, 他：補中益気湯（TJ-41）のMRSA補菌抑制効果の検討：第一報. Prog Med 19：1000-1003, 1999
10) 三鴨廣繁, 玉舍輝彦：医療経済的見地からみた感染症治療における漢方治療の有用性. 産婦人科研究漢方のあゆみ 24：105-108, 2007
11) 早川　智, 白石尚美, 千島史尚, 他：MRSAに対する漢方製剤の有用性—抗菌作用と胸腺外T細胞の誘導—. Prog Med 16：1703-1706, 1996
12) 炭山嘉伸：腸管内MRSA保菌ラットにおける補中益気湯の効果. 新薬と臨床 45：1266-1271, 1996
13) 松井健一郎, 上地陽子, 堀口章子, 他：メチシリン耐性黄色ブドウ球菌感染動物における補中益気湯の除菌効果. 日本東洋医学雑誌 48：357-367, 1997
14) 清水昌寿, 王　秀霞, 松野栄雄, 他：MRSAに対する補剤の免疫調節作用と感染防御能. Prog Med 18：753-758, 1998
15) 草地信也, 炭山嘉伸, 田中英則, 他：MRSA気道保菌に対する補中益気湯の除菌効果—基礎的・臨床的検討—. Prog Med 23：1536-1537, 2003
16) 宮上光祐, 片山容一：十全大補湯による脳腫瘍患者免疫能への改善効果. 脳神経外科 31：401-409, 2003

전간 08

| 요점 |

1. 양약의 항전간약이 발전하여 대부분의 전간은 치료되고 있다. 따라서, 현재 전간의 표준치료는 양약에 의한 치료가 제 1선택이다.
2. 하지만 양약을 복용해도 20~30%는 난치성 전간이며, 양약에 의한 부작용 때문에 장기투약이 어려운 경우도 있다. 이런 경우에 한약을 사용할 수 있고, 양약과의 병용을 고려할 수 있다.
3. 전간의 한방치료로서 相見[1,3]이 다수 증례를 검토하였으나, 지금까지는 小柴胡湯合桂枝加芍藥湯이 가장 많이 응용되고 제1선택약이다. 주로 난치성 전간에 양약과의 병용치료가 이루어져 약 40~50%의 유효성이 나타났다.
4. 그 밖의 대표적 한약으로는 小柴胡湯合小建中湯 柴胡桂枝湯 柴胡桂枝湯合芍藥甘草湯 柴胡加龍骨牡蠣湯 抑肝散 甘麥大棗湯 등이 있다.

대표적 한방처방

1. 小柴胡湯合桂枝加芍藥湯 2. 柴胡桂枝湯 3. 柴胡加龍骨牡蠣湯

전간의 정의와 분류

- 전간의 정의는 '여러 원인으로 발생하는 만성 뇌질환이며, 대뇌신경세포의 과도한 방전으로 인한 반복성 발작을 보이고, 다양한 형태의 임상증상과 검사소견을 나타낸다' 이다. 현재 폭넓게 사용되는 국제 분류인 발작형 분류(1981)에서는 병인에 관계없이 개개의 발작을 부분발작과 전신발작 2군으로 분류하고 있다(**표 24**).
- 부분발작은 대뇌의 한쪽이나, 그 한 부분에서 생겨난 발작을 말한다. 발작시의 의식의 유무에 따라 의식장애가 없는 것을 단순부분발작이라 하며, 의식장애를 수반한 경우를 복합부분발작으로 분류한다. 그리고 하나의 발작이 단순부분발작에서 복합부분발작으로, 또는 전신강직강대성 발작으로 발전하는 경우도 있다.
- 전신발작은 발작 시작부터 양측 대뇌반구가 발작에 휘말리게 되는 발작을 말하며, 뇌파소견, 임상증상을 토대로 하여 6가지로 분류한다.

양약(항전간약)에 의한 치료

- 전간치료는 근래 양약이 발전함으로써 치료효과가 좋아져 일반적으로 전간치료의 제1선택약은 양약이다.
- 항전간약을 이용한 치료는 장기간 발작을 억제함으로써 전간성 흥분이 일어나지 않게 하는 것이다.
- 지금까지의 약제 작용기전으로는 ① 억제계 신경전달물질(GABA)의 효과를 증강시키는 것 ② 신경세포(수용체)에 결합하여 신경세포를 안정시키는 것 ③ 신경세포의 전해질 등 출입에 관계하는 것 등이 있다.
- 약제 치료방침은 발작형에 맞추어 부작용이 적은 약제를 선택하고, 필요시 최소한으로 유지하는 것이 원칙이다. 약제를 선택할 때는 발작형의 진단과 약제의 혈중농도를 측정하는 것이 필수이다.
- 단독치료를 원칙으로 한다. 유효혈중농도의 최대량을 투여해도 발작이 억제되지 않는 경우에는 다른 약으로 바꾸어 단독치료하고, 되도록 다른 약과의 병용을 피한다. 하지만 단독 복용으로 발작이 조절되지 않는 경우에는 결과적으로 몇 가지의 약제를 병용하는 경우도 많다.
- 발작형에 따른 항간질약의 선택을 살펴보면, 부분전간에

서는 카바마제핀(carbamazepine)과 페니토인(phenytoin)이 제1선택약이며, 전신전간에서는 발프로산(valproic acid)이 중심이다.

표 24. 전간의 국제분류(발작형분류, 1981)

I. 부분발작
A. 단순부분발작
 1. 운동증상을 나타내는 것
 2. 체성감각증상 및 특수감각증상(단순 환각)을 나타내는 것
 3. 자율신경증상을 보이는 것(상복부이상감각, 안면 창백, 發汗, 홍조, 立毛, 散瞳 등을 포함)
 4. 정신증상을 나타내는 것(고위대뇌기능 장애)
B. 복합부분발작
 1. 단순부분발작으로 시작하여, 의식장애가 발생하는 것
 2. 발작의 시작부터 의식장애가 보이는 것
C. 부분발작으로 전신강직간대성발작(GTC)로 발전하는 것
 1. 단순부분발작(A)에서 GTC로 발전하는 것
 2. 복합부분발작(B)에서 GTC로 발전하는 것
 3. 단순부분발작에서 복합부분발작, 이어서 GTC로 발전하는 것
II. 전신발작(경련성 및 비경련성)
A. 1. 결신발작, 2. 비정형결신발작
B. Myoclonic 발작
C. 간대발작
D. 강직발작
E. 강직간대발작
F. 탈력발작
III. 일측 및 일측우세 발작
IV. 분류불능 전간발작

전간에 대한 한방치료의 의의, 적응

- 전간환자의 70~80%는 양약으로 조절하여 좋은 결과가 나오지만, 20~30%는 난치성으로 외과적 수술로도 반드시 만족스러운 효과를 얻지 못하는 것이 현실이다. 난치성 전간은 적절한 양약치료를 시행해도 1회 이상의 빈도로 발작이 발생하는 경우이다.
- 또한 항전간약의 복용은 두중감 · 비틀거림 · 졸림 · 탈력 등의 부작용과 빈혈 · 간기능장애를 발생시키는 경우가 있다.
- 이렇게 양약치료는 문제점이 있기 때문에 전간에 대한 한방치료가 고려되고 있다. 즉, ① 양약을 복용해도 난치성 전간인 경우 ② 양약의 항전간약 치료를 시행 후 부작용이 나타나는 경우 등이 한약의 적응증에 해당한다. 이 경우 양약과 한약의 병용 또는 한약 단독치료를 시행한다.
- 이 외에도 한방치료의 병용으로 전신상태가 개선되고 발작이 잘 일어나지 않고, 발작 후에 피로감이 경감되는 것을 여러 번 경험하였다. 전간발작은 과로 · 수면부족 · 과긴장상태 등이 지속된 후에 발생하는 경향이 있는데, 한방치료는 항스트레스 작용이 있고 전신상태을 개선시켜 발작이 잘 일어나지 않게 되는 것 같다.

대표적 한방치료약(표 25, 26)

- 일본의 전간에 대한 근래 한방치료는 1956년 相見의 보고[1]로 시작되었다. 相見은 8례의 전간환자에 小柴胡湯을 투여하여 5례가 완치되었고, 3례가 경쾌해졌다고 하였다. 또한 실험적으로도 菅谷[2]의 柴胡桂枝湯을 사용한 달팽이 신경절 실험에서 한약의 유효성이 보고되면서 전간에 대한 한약의 투여가 주목받았다.
- 현재 사용되는 각 생약 중에 항경련작용이 있다고 하는 것에는 甘草 桂皮 厚朴 柴胡 芍藥 生薑 人參 茯苓 牧丹皮 9종이 있다. 약 200종 이상인 생약 중 상세하게 약리작용이 검토된 것은 많지 않고 상기 9종의 생약에 대해서도 아직 확정적이지 않은 것이 있다(**표 25**).
- 지금까지 자주 사용된 대표적 한약에는 小柴胡湯合桂枝加芍藥湯 小柴胡湯合小建中湯 柴胡桂枝湯 柴胡桂枝湯合芍藥甘草湯 柴胡加龍骨牡蠣湯 抑肝散 甘麥大棗湯 五苓散 등이 있다. 체질 개선을 통해 발작을 억제하는 한약에는 當歸芍藥散 眞武湯 大柴胡湯 抑肝散 등이 있다.

小柴胡湯合桂枝加芍藥湯 [제1선택약]

- **구성약물 : 柴胡 黃芩 半夏 人參 生薑 大棗 甘草 桂皮 芍藥**
- 1962년에 相見이 전간 치료로 柴胡桂枝湯加芍藥(柴胡桂枝湯에서 작약을 증량한 것)을 보고하였다. 한방 엑기

표 25. 항경련작용이 있는 주요 한약의 구성성분(g)

	小柴胡湯合桂枝加芍藥湯	小柴胡湯	小建中湯	柴胡桂枝湯	柴胡加龍骨牡蠣湯
柴胡	7.0	7.0		5.0	5.0
半夏	5.0	5.0		4.0	4.0
黃芩	3.0	3.0		2.0	2.5
大棗	4.0	3.0	4.0	2.0	2.5
人蔘	3.0	3.0		2.0	2.5
甘草	2.0	2.0	2.0	2.0	
生薑	1.0	1.0	1.0	1.0	1.0
桂皮	4.0		4.0	2.0	3.0
芍藥	6.0		6.0	2.0	
茯苓					3.0
龍骨					2.5
牡蠣					2.5

표 26. 전간에 대한 주요 한방치료보고

보고자	발표년도	진단	한약처방	양약(전간약)	증례수	유효율	
相見 등[3]	1976	난치성전간	柴胡桂枝湯加芍藥(小柴胡湯合桂枝加芍藥湯)	+	433	194(45%)	저효 : 115 유효 : 79
成田[4]	1985	난치성전간	柴胡桂枝湯加芍藥(小柴胡湯合桂枝加芍藥湯)	+	22	19(86.4%)	저효 : 6 유효 :13
中根 등[5]	1985	난치성전간	小柴胡湯合桂枝加芍藥湯	+	55	27(49.1%)	저효 : 4 유효 : 23
上村[6]	1988	난치성전간	小柴胡湯合桂枝加芍藥湯	+	29	9(31%)	
関 등[7]	1995	난치성전간	小柴胡湯合桂枝加芍藥湯	+	24	7(29.2%)	저효 : 4 유효 : 3
杉本 등[8]	1992	난치성전간	小柴胡湯合小建中湯	+	27	11(40.7%)	저효 : 5 유효 : 6
高橋 등[9]	1996	중후성전간 부작용(간기능, 인지장애)	柴胡桂枝湯合芍藥甘草湯	+	38	33(86.8%)	
伊藤 등[10]	1991	난치성전간	柴胡桂枝湯	+	11	4(36.3%)	저효 : 2 유효 : 2
先崎 등[11]	1993	난치성전간 정신증상 합병	柴胡加龍骨牡蠣湯	+	29	10(34%)	발작개선 : 6 정신증상개선 : 7
石山[12]	1992	뇌종양수술 후 전간 부작용(간기능, 혈구감소)	柴胡加龍骨牡蠣湯	Diazepam	5	5(100%)	

스제로는 작약 단독제제가 없기 때문에 편법으로 小柴胡湯合桂枝加芍藥湯이 대용되고 있다.

▸ 각 한약의 효능은 柴胡 · 芍藥에 진경 · 진통작용이 있고, 芍藥 · 甘草가 진경 · 진통효과를 높인다. 芍藥을 증량하여 진경 · 진통효과를 더욱 증강하였다. 柴胡 · 黃芩에 청열진정작용, 半夏 · 生薑에 和胃止嘔작용, 人蔘 · 甘草 · 大棗에 補氣健脾작용이 있다. 桂皮에는 소화흡수를 보조하며, 말초순환촉진하는 작용이 있다.

▸ 본 처방은 기초적 연구가 충분히 이루어졌고, 양약의 항전간약에는 없는 신경세포보호작용, 성장 · 분화 · 촉진작용이 있는 것으로 확인되었다. 따라서 전간 발작에 양약이 무효한 경우, 가장 다양하게 활용할 수 있고, 추가 투여가 가능한 한약이다.

▸ 相見 등은 본 처방을 다수의 전간 증례에 사용하여 치험 보고를 하였다[3]. 그는 예전부터 항전간약을 복용하던 난치성 전간 433례에 사용하여, 著效 115례, 유효 79례를 합한 총 194례(45%)에서 효과가 있었다고 하였다.

▸ 이 처방을 사용한 기타 주요 난치성 전간의 치료보고에서 成田[4]는 기존의 항전간약으로 평균 22.2년 치료하였으나 한 달에 5회 이상 전간발작을 하는 난치성 전간 22례에 기존의 항전간약과 柴胡桂枝湯加芍藥(小柴胡湯合桂枝加芍藥湯)을 병용 투약하였다. 22례의 임상치료에서 著效 6례(27.3%), 유효 13례(59.1%), 무효 3례(13.6%)로 악화된 증례는 없었다고 한다.

▸ 中根 등[5]도 55례의 난치성 전간에 이 한약을 투여하여 유용성과 안정성에 대한 검토를 하였다. 극히 유용 4례(7.3%), 꽤 유용 11례(20%), 다소 유용은 12례(21.8%)로서 다소라도 유용했던 증례는 합계 49.1%이었다. 부작용은 6례(10.9%)가 있었으나 경도의 일과성 부작용이었다.

▸ 上村[6]는 난치성 전간 29례에 투여한 항전간약과 본 처방을 병용한 9례(31%)에서 유효하였다고 하였다. 그 내용을 보면, 10례의 특발성 전신전간에 사용하여 5례에서 개선되었고, 잠재 · 증후성 전신전간에서는 10례 중 2례가 개선되고, 부분전간 9례에서는 2례가 개선되었다고 하였다.

▸ 関 등[7]도 기존의 항전간약을 복용했으나 난치성 간질이었던 24례에 투여하여 검토한 결과, 著效(발작소실)가 4례, 유효(50% 이상 발작 감소)가 3례로 유효 이상은 합계 7례(29.2%)이였다. 그 내용은 잠재 · 증후성 부분전간 13례 중, 발작소실이 3례, 개선 2례이고, 잠재 증후성 전신전간 8례에서는 발작소실은 없고, 개선은 1례뿐이었다. 특발성 전신전간 2례에서는 1례가 著效하였다고 한다.

▸ 杉本 등[8]은 난치성 전간, 특히 복합부분발작증례에 양약인 항경련약과 小柴胡湯合小建中湯을 병용 투여하여 치료효과를 검토하였다. 小建中湯은 桂枝加芍藥湯에 膠飴가 추가된 것이지만, 거의 桂枝加芍藥湯과 같은 것이다. 효과판정을 시행한 27례에서 병용 개시 후 약 2년 반 후에 著效 5례, 유효 6례로 40.7%의 증례에서 유효성이 나타났다. 특히 부작용이 없어 앞으로 난치성 전간 치료법의 하나로서 한약의 병용투여는 시도해 볼만하다고 장려하였다.

▸ 高橋 등[9]은 양약 투여로 간기능장애와 인지장애가 나타났기 때문에 전체적인 방의는 小柴胡湯合桂枝加芍藥湯과 같은 柴胡桂枝湯合芍藥甘草湯을 사용하였다. 뇌혈관장애, 두부외상, 뇌종양수술 후에 발생한 난치성 증후성 부분전간 38례에 양약을 감량하면서 이 처방을 병용하였다. 38례 중 33례에 유효성이 보여, 종래의 항전간약을 감량할 수 있었고, 경련 횟수 및 경련 소실까지의 기간도 서양의학 단독치료와 비교하여 유의한 차이가 나타났다.

▸ 이들 한약의 부작용은 0~13%로 종래의 항전간약에 비하면 적은 편이다. 내용은 현훈 두통 졸림 복통 발진 연변 설사 상기 등이 나타났다.

柴胡桂枝湯

- **구성약물 : 柴胡 黃芩 半夏 人參 生薑 大棗 甘草 桂皮 芍藥**

▸ 小柴胡湯合桂枝加芍藥湯과 같은 상황에 사용되나, 진경 · 진통효과는 약간 약하다. 엑기스 제제를 사용하는 경우는 柴胡桂枝湯과 桂枝加芍藥湯을 2/3씩 합방한다. 본 처방은 항전간약과 병용하여 사용되지만, 투여 빈도는 낮다. 伊藤 등[10]은 전간 11례에 사용하여 著效 2례, 유효 2례이었다고 보고하였다.

柴胡加龍骨牡蠣湯

- **구성약물 : 柴胡 黃芩 半夏 人參 生薑 大棗 龍骨 牡蠣 桂皮 茯苓 大黃**

▸ 龍骨 · 牡蠣에 정신안정 · 진경작용이 있고, 茯苓에 진정 · 이수작용, 桂皮에 소화흡수 보조 · 말초순환촉진 작용이 있다. 大黃에는 소염 · 항균 · 사하작용이 있다.

▸柴胡加龍骨牡蠣湯은 경련으로 인한 뇌조직장애를 저지할 가능성이 있다고 한다. 先崎 등[11]은 정신과적 문제를 포함한 성인의 증후성 국재 관련 전간 29례에 한방의 證에 따라 선택하지 않고 柴胡加龍骨牡蠣湯을 항전간약에 병용 투여하여 검토하였다. 29례 중 10례(34%)에 발작 또는 정신증상이 개선되었다.

▸石山[12]는 간기능장애 · 백혈구 · 혈소판감소 · 中毒疹 등의 부작용 때문에 항간질약을 지속적으로 투여할 수 없게 된 5례를 검토하였다. 이들은 뇌종양 수술 후의 전간증례로 柴胡加龍骨牡蠣湯과 디아제팜(diazepam)을 병용투여 하여 모두 발작억제에 유효하였다고 한다.

▸岡部[13]는 생후 9개월부터 18세가 될 때까지 장기간 경련 조절이 안 된 Lennox-Gastaut 증후군에 항경련약과 병용하여 柴胡加龍骨牡蠣湯, 다음으로 當歸芍藥散을 추가 투여하여 발작이 모두 소실된 1례를 보고하였다. 그는 작용기전으로 當歸芍藥散의 뇌내신경전달물질대사, 특히 Monoamine계 대사와의 관련을 언급하였다.

抑肝散

- **구성약물 : 白朮 茯苓 川芎 釣鉤藤 當歸 柴胡 甘草**

▸抑肝散의 구성약물인 柴胡 · 釣鉤藤에 진정 · 진경 · 자율신경조절작용이 있고, 當歸는 자양강장작용을 가지고 있으며, 川芎과 같이 혈관확장 · 순환촉진을 일으킨다. 白朮 · 茯苓 · 甘草에는 소화흡수촉진 · 이수작용이 있다.

▸원래 소아의 경련에 대한 처방으로서 경도의 정신적 및 육체적 자극에 대한 과잉 반응을 보이는 경우에 이 처방이 적합하나, 전간에 대한 기초 및 임상연구는 적다.

甘麥大棗湯

- **구성약물 : 大棗 甘草 小麥**

▸小麥에는 止汗 · 정신안정작용이 있다. 大棗에는 정신안정 · 영양상태개선작용이 있고, 甘草와 같이 경련을 억제한다.

▸이 처방은 히스테리 발작의 대표처방이다. 血虛증상에 脾虛증상이 수반되어 경련, 의식장애가 발생하는 경우에 사용된다. 증례보고는 있으나, 연구보고는 없다.

>> 참고문헌

1) 相見三郎：癲癇の小柴胡湯療法. 日本東洋医学雑誌 7：23-25, 1956
2) 菅谷英一：てんかんと柴胡桂枝湯. 漢方医学 6：11-17, 1982
3) 相見三郎, 斉藤　隆, 松田健身：柴胡桂枝湯による癲癇の治療, その成績と考察及び脳波所見に及ぼす影響について. 日本東洋医学雑誌 27：99-116, 1976
4) 成田洋夫：難治性てんかんの漢方臨床治験. 現代の漢方治療, pp. 324-325, 東洋学術出版社, 千葉, 1985
5) 中根允文, 築城　檀, 野中健作, 他：難治性てんかんに対する小柴胡湯合桂枝加芍薬湯エキスの効果. 臨床と研究 62：1914-1923, 1985
6) 上村孝臣：てんかん—小柴胡湯合桂枝加芍薬湯（TJ-960）療法. 臨床精神医学 17：1249-1260, 1988
7) 関　亨, 熊谷　昇, 山田哲也：難治てんかんに対する漢方薬の効果—小柴胡湯, 桂枝加芍薬湯の併用投与. 漢方医学 19：390-396, 1995
8) 杉本健郎, 安原昭博, 西田直樹, 他：難治性てんかんの漢方併用療法—小柴胡湯と小建中湯による治療—. 小児科臨床 45：2875-2880, 1992
9) 高橋邦丕, 野秋富隆, 木村一道, 他：難治性症候性癲癇に対する漢方薬治療—肝機能障害, 認知機能障害を伴うリハビリテーション患者における検討. 日本東洋医学雑誌 47：27-34, 1996
10) 伊藤昌弘, 下平雅之, 岩川義英：小児てんかんに対するツムラ柴胡桂枝湯, 柴胡加竜骨牡蛎湯の使用経験. 第8回日本小児東洋医学研究会講演記録, pp. 19-22, 1991
11) 先崎　章, 大久保善朗, 松浦雅人, 他：柴胡加竜骨牡蛎湯（TJ-12）の成人の症候性局在関連てんかん患者に対する効果. 臨床精神医学 22：641-646, 1993
12) 石山直己：脳腫瘍術後てんかんにおけるツムラ柴胡加竜骨牡蛎湯の使用経験. 日本医事新報 3568：82-83, 1992
13) 岡部　保：当帰芍薬散の追加により全ての発作が消失した難治性てんかんの1例, 日本小児東洋医学研究会会誌 11：11-17, 1995

MEMO 瀉劑와 補劑

- 瀉劑는 병리적 산물을 제거하는 치료로서 '공격하는 치료' 이다. '瀉'라는 것은 제거한다라는 의미이다. 瀉劑는 발한 설사 이뇨 등을 촉진하는 치료로 瀉劑에는 發汗劑(麻黃劑) 清熱劑(石膏劑 黃連劑) 瀉下劑(大黃劑) 驅瘀血劑(桂枝茯苓丸 桃核承氣湯) 利水劑(五苓散 등)이 있다.
- 補劑는 '補'의 치료로서 '지키는 치료'이다. '補'는 항병반응을 부활시키고, 체력을 보강하여 치료하는 것이다. 補劑는 지키는 부위에 따라 3가지로 분류된다. ① 表(체표)를 지키는 것에 桂枝湯 ② 裏(내장)를 지키는 것에 人蔘湯 眞武湯 芍藥甘草湯 ③ 半表半裏(혈관 · 지지조직 · 림프구 등 면역계)를 지키는 것에 小柴胡湯 등이 있다. 氣 · 血 · 水 구성요소에서도 補劑의 분류가 있다. 氣의 補劑에는 補中益氣湯 四君子湯, 血에는 四物湯 十全大補湯, 水에는 八味丸이 있다.
- 瀉劑와 補劑의 중간적인 '攻補兼務'의 치료로서 '和劑'가 있다. 이것은 병리적 산물을 中和하는 약제로서 柴胡劑 등이 있다.
- 실제 한방치료에서는 瀉劑 또는 補劑 단독치료로는 해결하기 힘든 경우가 많다. 이런 경우에는 瀉劑, 補劑, 和劑 등을 교대로 투약하거나 적절히 잘 병용하여 사용하면 개선되는 경우도 있다.

인지증

09

| 요점 |

1. 인지증은 병의 형태에 관계없이 모두 난치성이다.
2. 현재, 인지증에 대한 확실한 양약 치료법은 없고, 유용성이 있는 약제는 매우 적다. 일본에서 최초로 알츠하이머병의 치료제로서 승인된 것이 아세틸콜린 분해효소 억제제인 염산 Donepezil(Aricept)이지만, 실제 임상에서의 유효성은 20~30% 정도이다.
3. 근래 인지증 및 그 주변증상인 정신증상에 대한 한약의 유용성을 시사하는 보고가 있다. 釣藤散 八味地黃丸과 抑肝散 등의 구성약물인 釣鉤藤과 牧丹皮는 노인반의 주성분인 아밀로이드 단백질의 뇌내 응집을 억제하고, 일단 응집된 아밀로이드 β를 분해한다는 사실이 밝혀졌다.
4. 주로 인지증의 핵심 증상을 개선하는 한약에는 當歸芍藥散 八味地黃丸 加味溫膽湯이 있다. 인지증의 주변증상인 환각과 문제행동 등 정신증상에는 釣藤散과 抑肝散이 사용되며 그 유용성에 대해서도 이미 보고되었다.

대표적 한방처방

1. 當歸芍藥散
2. 釣藤散
3. 八味地黃丸
4. 加味溫膽湯
5. 抑肝散
6. 黃連解毒湯

알츠하이머형 인지증의 병태

- 인지증은 일단 정상적으로 발육된 지적기능이 뇌의 기질적 장애로 인해 지속적으로 저하되어 일상생활에 지장이 발생하게 되는 상태이다.
- 근래 인구 고령화에 따라 인지증 환자가 증가하고 그 수는 150만~200만명에 이른다고 한다. 약 50%가 알츠하이머병이고 그 외 30%가 혈관성 인지증이며, 나머지 20%는 Lewy 소체를 동반한 인지증과 전두측두형인지증 등이다.
- 알츠하이머형 인지증의 뇌 병리학적 소견은 측두엽·해마·전두엽 등 대뇌피질의 대형신경세포의 탈락, Meynert 기저핵의 신경세포 탈락과 노인반, 신경원섬유변화의 출현을 들 수 있다. 노인반은 아밀로이드 β 단백(Aβ)이 주성분이며 이것이 뇌실질에 침착된 것이 알츠하이머형 인지증의 본태이다.
- 알츠하이머형 인지증의 임상증상은 초기부터 반드시 나타나는 핵심증상과 주변증상으로 분류된다. 핵심증상은 기억장애인데 주로 가까운 기억에 관한 기억장애이지만 진행될수록 먼기억까지지도 상실하게 된다. 또한 사고·판단·인지·언어·계산 등의 장애가 추가된다.
- 주변증상은 섬망·환각·망상·배회·不穩·과식·異食·불결한 행동·수면장애·억울 등의 정신증상과 행동이상이 있다.

인지증에 대한 양약 치료

- 인지증의 핵심인 인지기능장애에 대하여 회복까지는 기대할 수 없지만 진행을 억제하는 약물요법(아세틸콜린 분해효소 억제제)이 있다.
- 일본에서 처음으로 알츠하이머형 인지증 치료약으로 승인된 것이 아세틸콜린 분해효소 억제제인 염산 Donepezil (Aricept)이다. 이 약은 기억과 학습에 관계되는 신경전달물질인 아세틸콜린을 분해하는 아세틸콜린 에스테라제를 저해함으로써 뇌내의 아세틸콜린 농도를 높여 인지증을 개선한다. 그러나 실제로 유효한 경우는 20~30%정도로 일단 인지기능이 개선되어도 약 반년이

표 27. 인지증에 대한 한방치료 주요 보고

보고자	발표년도	진단	한방처방(투약기간)	증례수	유효율
稲永 등[2]	1996	Alzheimer's dis. 뇌혈관성 인지증	당귀작약산(12주)	80	경도개선 62.5%
山本[5]	1989	Alzheimer's dis.	조등산(12주)	110	개선 57.9%
Iwasaki 등[7]	2004	Alzheimer's dis. 뇌혈관성 인지증	팔미지황환(8주)	33	유의개선(MMSE)
Maruyama 등[9]	2006	Alzheimer's dis.	가미온담탕 +Donepezil (12주) Donepezil 단독	18 20	유의개선(MMSE) 유의개선(ADAS-cog) 불변
梶井 등[6]	2005	흥분, 공격형 증상을 수반한 인지증	조등산(8주~6개월)	3	개선 3
Iwasaki 등[11]	2005	BPSD가 있는 인지증	억간산(4주)	27	유의개선(BPSD) 유의개선(ADL)
水上 등[13]	2006	정신증상, 행동이상을 수반한 Alzheimer's dis.	억간산(1~10주)	5	유효 5
荒木 등[14]	1990	뇌혈관성 인지증 Alzheimer's dis.	황련해독탕(12주)	43	경도개선 44.7%

-MMSE : Mini-Mental Scale Examination, ADAS-cog : Alzheimer's Disease Assessment Scale-cognitive subscale.
-BPSD : Behavioral and psychosomatic symptoms of dementia, ADL : Activity of daily living

지나면 점점 효과가 떨어져 대부분은 원래의 상태로 돌아간다고 한다.

- 앞으로 일본에서는 아직 발매되지 않은 '리바스티그민(Rivastigmine)'과 '갈라타민(galantamine)' 등의 아세틸콜린 분해효소 억제제가 사용될 가능성이 있으나, 모두 핵심증상인 기억장애와 학습장애의 개선을 목표로 한 대증요법이다.
- 이 질환의 근본적 치료로 ① 아밀로이드 β 단백 생산 억제약인 β-수용체 억제제 개발 ② 뇌에 침착된 아밀로이드 β 단백을 제거하는 백신요법 등이 검토중이다.

인지증의 한방치료(표 27)

當歸芍藥散

- **구성약물: 芍藥 蒼朮 澤瀉 茯苓 川芎 當歸**
- 이 처방은 원래 血虛 치료 처방으로 冷性 · 피부 건조 · 월경주기의 지연과 무월경 · 빈혈양상 소견에는 물론이고, 예로부터 알츠하이머형 인지증에도 자주 사용되었다.
- 실험적으로 폐경기 Rat에 當歸芍藥散을 투여하면 뇌내 콜린 작동성 뉴런 · 카테콜라민 작동성 뉴런 및 니코틴성 아세틸콜린 수용체 등의 활성이 높아진다는 보고가 있다.
- 또한 이 처방은 대뇌피질과 해마의 아세틸콜린과 노르아드레날린의 합성을 촉진하는 작용이 있다고 지적되었다.
- 稲永 등[2]은 노년기 인지증(알츠하이머형 인지증 및 뇌혈관성 인지증) 80례를 대상으로 當歸芍藥散을 12주간 투약하여 다시설 임상치료를 시행했다. 그 결과 전반적 개선도 판정에서는 경도개선이상이 62.5%로 유용하였고, 투여 전에 비하여 운동기능 · 지적기능 · 감정기능 · 정신증상 · 자각증상 등이 유의하게 개선되었다고 한다.

釣藤散

- **구성약물: 石膏 釣鉤藤 陳皮 麥門冬 半夏 茯苓 菊花 人參 防風 甘草 生薑**

▸이 처방은 사용목표(證)가 체력은 중등도이며 주로 중장년 이상의 만성적인 두통 · 두중 이명 · 목덜미부터 어깨까지의 결림 등을 호소하는 경우이다.

▸Murakami 등[3]의 연구에 의하면 구성약물인 釣鉤藤 엑기스에는 활성산소억제작용이 있어 뇌혈관성 인지증 병태 모델 Mouse의 공간인지기능장애를 개선하였다고 한다. 또한 釣鉤藤에는 아밀로이드 단백의 응집억제작용과 응집분해작용이 있다고 한다[4].

▸임상적 검토에서 山本[5]는 알츠하이머형 인지증 110례에 釣藤散 7.5g/일을 12주간 투약하여 지능평가 · 일상생활동작 · 정신증상에 대해 대조군과 비교하였다. 그 결과, 개선율이 釣藤散군에서는 57.9%로 대조군에서의 27.8%에 비하여 유의하게 높았다.

▸梶井 등[6]은 흥분 · 공격형 양성증상을 수반한 인지증에 釣藤散으로 좋은 효과를 본 3례를 보고하고, 釣藤散은 주변증상 뿐만 아니라 핵심증상을 개선하는 데에 유용한 한약이라고 하였다.

八味地黃丸

- **구성약물 : 地黃 山茱萸 山藥 澤瀉 茯苓 牧丹皮 桂皮 附子**

▸八味地黃丸의 사용목표(證)는 腎虛이다. 중년 이후 특히 노령자에게 빈용되며, 요부 및 하지의 무력감 · 냉감 · 저림 등이 있고, 배뇨이상(특히 야간의 빈뇨)을 호소하는 경우에 사용된다.

▸Iwasaki 등[7]은 중등도 인지증환자 33례(알츠하이머형 인지증 · 혈관성 인지증)를 대상으로 八味地黃丸을 8주간 투여하고, 플라세보를 사용한 이중맹검 랜덤화 비교실험을 실시하였다. 그리고 인지기능과 신체기능의 개선에 대하여 검토하였다. 그 결과 八味地黃丸 투여군은 플라세보군에 비해 환자의 인지기능을 나타내는 Mini-Mental Scale Examination(MMSE)가 8주 후 13.5 ± 8.5에서 16.3 ± 7.7로, 2.5 상승하여 유의하게 개선되었다. 일상생활동작(ADL)의 지표인 기능적평가(Barthel index)도 같은 방식으로 복용하여 100점 만점에 61.8 ± 34.6에서 78.9 ± 21.1로 17.5점 상승한 것으로 밝혀졌다. 또한 SPECT를 통한 검토에서도 투약 후 뇌혈류가 평균 10% 증가한 것을 확인했다.

加味溫膽湯

- **구성약물 : 半夏 茯苓 陳皮 竹茹 酸棗仁 玄參 遠志 人參 地黃 大棗 枳實 生薑 甘草**

▸이 처방은 불면증과 신경증에 자주 사용되나, 항인지증 효과도 보고되어 있다. 실험에서 고령 Rat와 뇌파괴 Rat의 choline acetyl transferase(ChAT) 활성을 유의하게 증가시키면서 저하된 기억유지능력을 개선시켰다. 또한 경구투여로 뇌내의 신경성장인자(NGF) mRNA와 BDNF mRNA 발현을 증가시킨다는 사실이 밝혀졌다.

▸Suzuki 등[8]은 加味溫膽湯이 알츠하이머병 인지기능을 유의하게 개선시켰다고 보고하였다. 加味溫膽湯을 3년간 투여하는 동안에 그 개선효과가 장기간 지속되지는 않았으나 加味溫膽湯 투여군은 대조군에 비해 MMSE가 유의하게 높았고, 그 효과는 적어도 3년은 지속된다고 하였다.

▸Maruyama 등[9]은 알츠하이머병 38례에 加味溫膽湯과 Donepezil을 병용함으로써 Donepezil 단독투여보다도 ① 반응자의 비율을 높이고 ② 인지기능을 개선시키며 ③ 뇌혈류를 개선한다는 사실을 밝혔다. 즉, Donepezil 단독투여군 20례와 Donepezil과 加味溫膽湯 병용군 18례를 대상으로 12주간 치료한 결과, MMSE score는 병용군의 경우 18.9 ± 4.9에서 21.6 ± 4.2로 개선되었고, 인지기능 평가인 Alzheimer's Disease Assessment Scale-cognitive subscale(ADAS-cog)에서도 병용군은 21.0 ± 7.6에서 16.8 ± 7.1로 개선되었다고 한다.

抑肝散

- **구성약물 : 蒼朮 茯苓 川芎 釣鉤藤 當歸 柴胡 甘草**

▸사용목표(證)는 체력은 중등도이며 신경과다로 흥분을 잘하고, 화를 잘 내며, 초조해하며, 잠을 잘 못자는 등 정신증상을 호소하는 경우이다.

▸이 처방은 구성약물인 釣鉤藤에 아밀로이드 β 단백의 복합억제, 분해촉진작용뿐만 아니라, ChAT 활성을 높이고, 글루타민산에 의한 신경세포사멸을 예방하는 작

용이 있다. 當歸는 GABA와 세로토닌 수용체에 결합하여 약간 진정시키는 기능이 있다.

- 환각 망상·밤낮이 바뀜·배회 등 인지증 특유의 정신증상을 총칭하여 Behavioral and psychosomatic symptoms of dementia(BPSD)이라고 한다.
- Iwasaki 등[11]은 抑肝散의 BPSD에 대한 효과를 검증하기 위해 랜덤화 비교 임상시험을 시행했다. BPSD가 있는 노인성 인지증 52례(알츠하이머병·혈관성인지증·Lewy 소체를 동반한 인지증)를 대상으로 抑肝散 7.5g/일을 4주간 투여한 군 27례를 검토하고, 기존의 치료군 25례와 비교하였다. 抑肝散 군에서 BPSD Scale인 NPI가 37.9±16.1에서 19.5±15.6까지 유의하게 개선되었고, ADL 지표인 Barthel index에서도 抑肝散군에서 56.4±34.2에서 62.9±35.2로 유의하게 개선하였다. 하지만 MMSE에서는 양쪽 군에서 모두 변화가 없었다.
- 또한 그들은 Donepezil이 효과가 없거나, 부작용이 있어 복용하지 못한 15례의 Lewy 소체를 동반한 인지증 환시[幻視]에 抑肝散으로 치료하였다. 그 결과 환시가 빠르게 소실되어 BPSD에 대한 유효성을 강조하였다.
- 水上 등[13]은 정신증상 및 행동증상을 동반한 알츠하이머형 인지증 5례에 抑肝散을 투여하였다. 투약 전 증후는 5례 모두 화를 잘 내고 흥분을 잘하며, 4례는 공격적 언동·불면이 있고, 3례는 배회증상이 있었으나 투약 후 비교적 초기부터 효과가 나타났다고 한다. 하지만 투약에 따른 부작용은 없었다.

黃連解毒湯

• 구성약물 : 黃芩 黃連 山梔子 黃柏

- 사용목표(證)는 체력이 중등도이거나 그 이상인 사람이 상기 경향의 안면홍조, 정신불안 불면 초조 등의 정신신경증상을 호소하는 경우이다.
- 荒木[14]는 다시설에서 인지증증후를 동반한 43례(혈관성인지증·알츠하이머형 인지증 등)을 대상으로 黃連解毒湯 7.5g/일을 12주간 투여하여 치료효과를 판정했다. 전반적 개선도에서 경도개선 이상이 44.7%, 일상생활동작 개선도가 42.9%, 정신증후 개선도는 52.5%로 유효성이 나타났다.

>> 참고문헌

1) 宮上光祐：脳神経外科領域における外来漢方. 脳血管性認知症の漢方治療. Modern Physician **27**：1179-1182, 2007

2) 稲永和豊, 台之尊啓次郎, 二宮嘉正, 他：老年期認知障害の当帰芍薬散による治療効果. 多施設共同研究. Prog Med **16**：293-300, 1996

3) Murakami Y, Zhao Q, Harada K, et al：Choto-san, a Kampo formura, improves chronic cerebral hypoperfusion-induced spatial learning deficit via stimulation of muscarinic M1 receptor. Pharmacol Biochem Behav **81**：616-625, 2005

4) Fujiwara H, Iwasaki K, Furukawa K, et al：Uncaria rhynchophylla, a Chinese medicinal herb, has potent antiaggregation effects on Alzheimer's beta-amyloid proteins. J Neurosci Res **84**：427-433, 2006

5) 山本孝之：アルツハイマー型痴呆の漢方療法. 現代医療学 **5**：96-102, 1989

6) 梶井信洋, 織部和宏：釣籐散が著効した興奮・攻撃型認知症の3例. 漢方療法 **9**：574-583, 2005

7) Iwasaki K, Kobayasi S, Chimura Y, et al：A randomized, double-blind, placebo-controlled clinical trial of the Chinese herbal medicine "Ba Wei Di Huang Wan" in the treatment of dementia. J Am Geriatr Soc **52**：1518-1521, 2004

8) Suzuki T, Arai H, Iwasaki K, et al：A Japanese herbal medicine (Kami-Untan-To) in the treatment of Alzheimer's disease：A pilot study. Alzheimer's Reports **4**：177-182, 2001

9) Maruyama M, Tomita N, Iwasaki K, et al：Benefits of combining donepezil plus traditional Japanese herbal medicine on cognition and brain perfusion in Alzheimer's disease：a 12-week observer-blind, donepezil monotherapy controlled trial. J Am Geriatr Soc **54**：869-871, 2006

10) Mohs RC, Rosen WG, Davis KL：The Alzheimer's disease assessment scale. An instrument for assessing treatment efficacy. Psychopharmacol Bull **19**：448-450, 1983

11) Iwasaki K, Satoh-Nakagawa T, Maruyama M, et al：A randomized, observer-blind, controlled trial of the traditional Chinese medicine Yi-Gan San for improvement of behavioral and psychological symptoms and activities of daily living in dementia patients. J Clin Psychiatry **66**：248-252, 2005

12) Iwasaki K, Arai H：Effect of a traditional Chinese herbal

hallucinations and neuropsychiatric symptoms in dementia with Lewy bodies. J Clin Psychiatry **66** : 1612-1616, 2005

13) 水上勝義，畑中公孝，田中芳郎，他：精神症状や行動障害に抑肝散が効果的であったアルツハイマー型認知症の5 例．日東医誌 **57** : 655-660，2006

14) 荒木五郎：黄連解毒湯の痴呆に対する効果の検討．老年期痴呆 **4** : 110-117，1990

MEMO 한방치료에 있어서 한약의 배합

- 한방처방은 한약의 혼합물이기 때문에 그 적응병태는 하나에 국한되지 않는다. 각각의 한약에 적응(主治)이 있고, 그 적응은 여러 가지이다.
- 한방처방은 한약 복합제이지만, 한약의 배합에서 어떤 한약과 배합이 좋은가 또는 그 배합비율의 문제 등은 예로부터 선인들의 경험 등을 통해 정해졌다.
- 각 한약을 조합하는 목적은 ① 여러 호소에 대한 치료·여러 부위의 치료를 목적으로 한다 ② 부작용이 미리 예측 가능한 경우에 그것을 경감시키기 위한 목적 ③ 한약의 배합으로 효과 증강을 노리는 경우 등이 있다.
- 한방처방은 같은 수비범위인 한약 그룹이 다음과 같은 대표적인 조합을 이루는 경우가 있다. 주요 배합에는 ① 桂枝·茯苓 ② 柴胡·黃芩 ③ 黃連·黃芩 ④ 枳實·厚朴 ⑤ 大黃·芒硝 ⑥ 桃仁·牧丹皮 ⑦ 當歸·川芎 ⑧ 桂枝·麻黃 ⑨芍藥·甘草 등이 있다. 한방처방을 이해하기 위해서는 기본 골격인 각 한약의 약성·약능을 알아야할 뿐만 아니라, 기본적인 배합약을 이해하는 것이 한방처방을 이해하는 지름길이다.

III

병태(증후)로 살펴본 한방치료

- 두통
- 삼차신경통
- 대상포진 후 신경통
- 현훈
- 딸꾹질
- 有痛性 근경련
- 신경인성 방광에 의한 배뇨장애
- 뇌신경마비에 의한 중추성 난치성 기침

두통

10

| 요점 |

1. 두통 진료에서는 먼저 생명을 위협하는 기질적 뇌병변을 감별하여, 이것이 발견되었을 때 서양의학적 치료를 시행하는 것이 중요하다. 기질적 병변이 없는 만성두통(일차성 두통)에는 한약이 좋다.
2. 특히 일차성 두통 중 대표적인 편두통과 긴장형두통에 사용되는 주요 한방치료에 관한 보고들을 소개한다.
3. 편두통 제 1선택약으로는 吳茱萸湯을 많이 사용하지만, 證에 따라 五苓散 當歸四逆加吳茱萸生薑湯 등을 사용한다. 긴장형두통에는 葛根湯 釣藤散을 많이 사용하고, 동반 증상에 따라서는 桂枝人蔘湯이 유효하기도 하다.
4. 한의학은 두통 치료에서도 기본적으로 '證'을 중시하여 환자의 병태를 파악하고 그에 따라 한약을 선택한다. 서양의학을 공부한 우리들은 '證'을 기본으로 병태를 찾아내 치료하는 것이 습관화되어 있지 않다. 그렇지만 치료 성적을 높이기 위해서는 앞으로 '證'을 고려한 한방치료가 필요할 것이라고 생각된다.

대표적 한방처방

1. 吳茱萸湯
2. 葛根湯
3. 釣藤散
4. 桂枝人蔘湯

두통의 원인

- 두통 치료에서는 원인병태를 파악하는 것이 중요하다. 두통의 원인에는 두개내 질환 뿐 아니라 각종 병태가 포함된다. 2004년 국제 두통 분류 제2판[1]에 따르면 **표 28**과 같이 기존의 기능성 두통이 **일차성 두통**으로 분류되고 편두통, 긴장형두통, 군발성두통이 이에 포함된다. 이들이 두통의 약 80%를 차지한다. 또한 **이차성 두통**에는 기존의 증후성 두통이라고 불렸던 외상 · 혈관장애 · 종양 · 감염증 등 기질적 장애에 의한 두통이 포함된다. 그 밖에 **제 3의 분류**로서 두부신경통 · 안면통 · 기타 두통이 있다.
- 두개내 뇌실질과 지주막에서는 통증을 느끼지 않지만, 경막, 대동맥, 대정맥, 정맥동에서 통증을 느낀다고 한다. 두통의 원인에는 두개내외의 혈관확장 · 두개근의 지속적 수축 · 두개내종양 등으로 인한 수액압 항진 · 혹은 수액압 저하로 인한 동맥 · 경막 · 뇌신경 등의 견인, 부비동염과 치주염 등의 염증 파급이 있다.

표 28. 국제두통분류 제2판(2004)

제1부 : 일차성 두통(기능성 두통)
- 1 편두통
- 2 긴장형 두통
- 3 군발두통 및 기타 삼차신경 · 자율신경성 두통
- 4 기타 일차성두통

제2부 : 이차성두통(증후성 두통)
- 5 두경부외상에 의한 두통
- 6 두경부혈관장애에 의한 두통
- 7 비혈관성 두개내질환에 의한 두통
- 8 물질 또는 그 이탈에 의한 두통
- 9 감염에 의한 두통
- 10 항상성 장애에 의한 두통
- 11 두개골, 頸, 눈, 귀, 코, 부비동, 齒, 입 및 기타 안면 · 두개 구성조직 장애에 기인한 두통 및 안면통
- 12 정신질환에 의한 두통

제3부 : 頭部神經痛, 중추성·일차성 안면통 및 기타 두통
- 13 頭部神經痛 및 중추성 안면통
- 14 기타 두통, 頭部神經痛, 중추성 및 원발성 안면통

- **두통의 발생병리**를 한방의학적으로 살펴보면, 氣·血·水의 병태에서 그 원인을 해석할 수 있다[2]. **첫째로** 氣의 이상으로 두통이 발생한다. 즉, 氣의 이상으로 상기·초조감 등의 氣逆·氣滯가 생겨 복부 배꼽 주변에서 불쾌감이 느껴지고, 치받아 오르는 느낌이 있으며, 이것이 머리에 영향을 미쳐 두통이 발생한다. **둘째로** 瘀血에 동반하는 두통이 있다. 특히, 여성 월경주기에 부합하여 발생하는 두통과 관련이 있다. **셋째로** 水毒에 의한 두통으로 어지러움과 구역질이 동시에 자주 나타나고, 寒證이 더해져 手足이 냉해지는 경우도 있다. 이 외에도 두통의 원인병태를 해석할 때는 氣·血·水 외에 陰陽·虛實에도 착안한 證에 따라 검토하는 것이 중요하다[2].

두통의 진료지침

- 두통 외래진료에서 중요한 것은 먼저 생명에 위협을 줄 수 있는 지주막하 출혈·뇌출혈·뇌종양 등 기질적 장애를 놓치지 않고 감별하는 것이다. 이를 위해 CT, MR 등 서양의학적 검토가 필요하다. 이차성 두통(증후성 두통)을 일으키는 기질적 질환이 발견되면 바로 서양의학적 치료가 시행되어야 한다.
- 또한 각종 두통의 감별진단을 위해서 상세한 문진을 시행한다. 한편 일차성 두통(기능성 두통)으로 진단되면 약물 치료를 주(主)로 한다. 기본적으로 급성두통 또는 일과성두통은 양약을 사용한다.
- 만성두통에는 양약을 사용하기도 하지만, 한약이 좋다. 일차성 두통은 편두통과 긴장형 두통이 대부분이며, 각각 질환에 대한 치료를 중심으로 서술한다. 지금까지 한약을 사용한 두통 치료효과에 대해서는 증례보고가 많지만, 그 중 증례수가 많은 주요한 검토결과에 대해 보고한다**(표 31)**.

편두통

- 편두통 진단은 국제두통분류 제2판[1] 기준**(표 29)**에 따르면 두통발작은 5회 이상 반복적으로 일어나며, 발작은 4~72시간 지속된다. 편측성·박동성 두통으로 통증

표 29. 전조증이 없는 편두통의 진단기준

A. B~D를 만족하는 두통 발작이 5회 이상 있음
B. 두통의 지속시간은 4~72시간(미치료 또는 치료해도 효과가 없는 경우)
C. 적어도 아래 중 2가지 이상의 특징을 보인다.
  1. 편측성
  2. 박동성
  3. 중등도~중도의 두통
  4. 일상적인 생활(보행과 계단 오르기 등)에 의해 두통이 악화된다. 즉 두통 때문에 일상생활을 피하게 된다.
D. 두통발작 중에 적어도 이하 1가지 항목이 나타난다.
  1. 오심 또는 구토(또는 모두)
  2. 빛과 소리에 민감
E. 다른 질환과 관계없다.

은 중등도~중도의 강도이며, 일상적인 동작으로 두통이 악화되는 것이 특징이다. 수반증상은 오심·빛 과민·소리 과민이 있다.

- 하지만 間中에 의하면 전조증이 없는 편두통(보통형 편두통)에서도 어깨 결림은 75%의 환자에게 나타나고, 양측성 두통이 40%, 비박동성이 50% 나타나므로 긴장형두통과 감별이 곤란한 경우도 있다. 두통의 한방치료는 이들의 감별진단에 근거한 치료보다도 환자에게 나타나는 여러 증상을 중시하여 치료를 시행한다. 그리하였을 때 효과가 더 나타나는 경우가 많다.

① 급성기 편두통 치료

- 편두통 급성기 치료는 현재 일반적으로 Triptan제제를 제 1선택약으로 사용하고 있고, 한약을 사용하는 예는 적다. 하지만 Triptan 제제의 유효율도 약 70%에 머무르며, 부작용도 있다. 이런 점 때문에 급성기 편두통에 한약을 사용하는 경우도 있다.

② 만성기 편두통의 한방치료(표 30, 31)

吳茱萸湯(표 30, 31) [제 1선택약]

- **구성약물 : 吳茱萸 人參 生薑 大棗**

- 편두통은 한방의학적으로는 陰證 또는 虛證으로 氣逆의 징후로서 보고, 脾虛·裏寒을 동반하기도 한다. 한약에서 제 1선택약으로 吳茱萸湯을 사용하며 보험적용도 된다. 吳茱萸湯은 많은 시설에서 사용되며 그

표 30. 만성 두통에 대한 한방처방 선택 기준

1. 만성편두통
  - 제1선택약 → **오수유탕**
  - 제1선택약이 효과가 없는 경우
    갈증 소변량 감소 현훈이 동반된 경우 → **오령산**
    냉적 요소가 강한 경우 → **당귀사역가오수유탕**
    위장허약 쉽게 피로한 경우 → **계지인삼탕**
    위장허약 저혈압경향 현훈이 동반된 경우 → **반하백출천마탕**

2. 만성긴장형두통
  - 제 1선택약
    → **갈근탕** : 어깨결림이 있으며 양증 · 실증인 경우 사용
    → **조등산** : 중년 이상에서 고혈압, 양증 · 허증에 사용
  - 제 1선택약이 효과가 없는 경우
    야위고 대변이 묽은 경우 → **계지인삼탕**
    비만 변비경향이며 냉증이 있는 경우 → **오수유탕**

3. 기타, 수반증상을 가지고있는 만성 두통
  - 억울, 심인성 두통 → **억간산 억간산加진피반하**
  - 고혈압이 동반된 두통
    튼튼한 체격 변비경향인 경우 → **대시호탕**
    상기 안면홍조 → **황련해독탕**
  - 냉성, 월경곤란증상을 수반한 두통 → **당귀사역탕 당귀사역가오수유생각탕**
  - 위장장애를 수반한 두통
    소화기 증상 심와부가 막힌 것 같은 느낌이 있는 경우 → **반하사심탕**

표 31. 만성두통에 대한 한방치료 주요 보고

보고자	발표년도	진단	한방처방	증례수	유효율
兼子 등[3]	1981	편두통	吳茱萸湯	7	유효 : 4례
谷岡 등[5]	1997	편두통	吳茱萸湯	8	유효 : 8례
前田 등[6]	1998	혈관성두통	吳茱萸湯	47	유효 : 67.1%
牛久保 등[4]	2001	편두통	吳茱萸湯	27	유효이상 : 56%
丸山[8]	2006	편두통	1군 : 吳茱萸湯 2군 : lomerizine HCl	14	양 군간비교시험: 오수유탕이 더 유효
山本[11]	1995	긴장성두통	葛根湯	23	경도유효이상 : 65%
藤本 등[12]	2001	긴장성두통	葛根湯 + 항불안제	68	유효 : 92%
神尾 등[13]	2007	긴장성두통	葛根湯	25	유효 : 84%
		긴장성두통	鈞藤散	32	유효 : 53.1%
高田[14]	1998	긴장성두통	鈞藤散	20	유효 : 70%
小林 등[15]	1998	긴장성두통	鈞藤散	85	유효 : 43.8%
田中 등[16]	2004	긴장성두통 긴장성두통	1군: 鈞藤散 2군: 서양약 (65세 이상여상 : 鈞藤散이 보다 유효)	280 155	 유효 : 양군 60~70%
赤嶺 등[18]	2000	긴장성두통	吳茱萸湯	30	유효 : 76.7%
松本 등[17]	1995	만성두통	鈞藤散 桂枝人蔘湯	15 18	유효이상 : 46.7% 유효이상 : 66.7%
關 등[19]	1993	만성두통	吳茱萸湯 桂枝人蔘湯	44 44	유효이상 : 79.5% 유효이상 : 61.4%

유효성이 여러 차례 보고되었다.

- 吳茱萸湯의 약리작용은 일과성 혈압상승, 호흡운동증가, 뇌혈류증가, 체온상승, 자궁수축작용, 칼슘길항작용, 진통작용 등이다. 다음으로 편두통에서 吳茱萸湯의 치료효과를 다룬 주요 보고(표31)에 관하여 서술한다.
- 兼子 등[3]은 만성두통 23례 중 7례의 편두통을 대상으로 吳茱萸湯을 투여한 결과, 4례에서 유효하였다고 보고하였다. 牛久保 등[4]은 편두통 27례에 이 처방을 투여한 결과, 약간 유효 이상이 15례(56%)이었다. 谷岡 등[5]은 편두통 12례 중 8례에 吳茱萸湯을 투여하여 모든 예에서 유효하였다고 한다.
- 前谷 등[6]은 만성두통 147례에 吳茱萸湯으로 치료한 결과, 혈관성 두통 47례에서 61.7%가 유효하였다고 한다.
- 花輪 등[7]은 다시설 무작위 이중맹검 플라세보 대조 비교시험에서 吳茱萸湯의 유효성을 증명했다.
- 한편, 丸山[8]는 편두통 14례를 무작위로 2군으로 나누어 吳茱萸湯과 염산 Lomerizine(양약)을 Cross-over 시험을 통하여 검토하였다. 그 결과, 발작횟수 · 발작시 두통강도 등에서 吳茱萸湯이 한층 유효하였다고 한다.
- 제 1선택약이 무효인 경우(**표 30**)에는 수증치료를 고려한 한방처방을 선택한다.

→ 五苓散 桂枝人蔘湯 當歸四逆加吳茱萸生薑湯 半夏白朮天麻湯

- 寺澤[9]는 구갈 소변감소 현훈을 동반하는 경우 五苓散을 선택할 것을 추천한다. 五苓散은 무더운 여름에 땀을 많이 흘려, 냉수를 다량 마신 후 발생하는 두통이나 숙취 시 두통에 유효하다.
- 위장이 허약하여 쉽게 피로감을 느끼는 경우는 桂枝人蔘湯을 추천한다[9].
- 냉적 요소가 강한 편두통은 當歸四逆加吳茱萸生薑湯이 가끔 뛰어난 효과를 보인다[10].
- 위장이 허약하며 저혈압경향, 현훈을 수반하는 경우가 많은데 이 때는 半夏白朮天麻湯을 선택한다[9].

표 32. 긴장형 두통의 공통 특징

A. 다음 B, C를 충족하는 두통

B. 두통의 특징으로 다음 항목 중 2가지 이상이 있다.
1. 압박감~띠를 두른듯한 비박동성
2. 경도~중등도의 두통으로 일상생활을 하는데 지장이 없음
3. 양측성
4. 평소에 힘든 일을 하더라도 증상이 심해지지 않는다.

C. 다음 2가지 항목을 충족시킨다.
1. 오심, 구토를 동반하지 않는다(밥맛은 없더라도 상관없다).
2. 빛 과민, 소리 과민에서 발증이 나타내는 일은 없다.

긴장형 두통(표 32)

- 긴장형 두통은 두통 중 가장 많고 약 70%를 차지한다. 후두두정부의 조이는 듯한 통증 · 압박감 · 심한 통증으로 어깨 결림 등을 동반하는 특징이 있다.

① 긴장형 두통의 정의 및 발생병태

- 긴장형 두통은 1988년 두통 국제분류에서 신설되어 **표 32**와 같이 정의한다. 긴장형 두통의 발생기전은 정신적 육체적 스트레스와 동일한 자세의 장시간 유지 등이 원인이다. 두경부나 견배부의 근육 긴장이 심해져 그 부위의 미소순환이 장애를 받아 노폐물이 축적되고, 젖산 · Pyruvic acid 등 동통물질이 배출된다. 이에 따라 내부에 있는 후두신경이 자극되어 통증이 발생한다고 한다.

② 치료법

- 긴장형 두통의 원인은 여러 가지인데, 각각의 원인에 대응하여 치료하는 것이 중요하다. 먼저 치료의 기본으로 일상생활 및 환경에 관한 지도를 제일 먼저 시행한다. 즉, 구체적으로 심리사회적 스트레스 · 불안에 대한 치료 · 엎드림 자세의 교정과 베개 선택 그리고 적절한 운동 등에 대하여 지도한다.
- 약물요법에서 양약은 스트레스와 근육긴장을 완화시킬 목적으로 etizolam · 근육긴장완화제 · NSAID(진통제)를 많이 사용한다. 양약은 단기간 투여는 가능하나 장기간 투여시에는 부작용이 출현하는 경우가 많다. 또한 양약이 무효한 경우에 한약이 유효한 경

우가 많아 만성 두통에는 한방요법이 효과가 있다. 한방처방을 시행할 때 두통을 일으키는 요인이 과로·냉증·상기·정신적 긴장 등 중 어떤 것인가를 검토하여 처방을 결정하는 데에 참고한다.

③ **긴장형 두통의 한방치료**(표 30, 31)

葛根湯(**표 30, 31**) **[제1선택약]**

- **구성약물 : 葛根 大棗 麻黃 甘草 桂皮 芍藥 生薑**

釣藤散(**표 30, 31**) **[제1선택약]**

- **구성약물 : 釣鉤藤 陳皮 半夏 麥門冬 茯苓 人參 菊花 防風 甘草 石膏 生薑**

▸ 긴장형 두통의 제1선택약은 葛根湯 또는 釣藤散이다. 葛根湯은 어깨결림이 있으며 체질적으로 허약하지 않은 陽證, 實證의 경우에 사용한다. 釣藤散은 陽證, 虛證으로 중년 이상의 고령자로 고혈압 경향이 있고, 두중감에 가까운 두통을 호소하는 경우에 사용한다. 지금까지의 주요 보고례(**표 31**)를 참조하기 바란다.

▸ 山本[11]는 항불안약 투약으로 효과가 만족스럽지 못한 만성 긴장형 두통 환자 23례에 葛根湯을 투약하여 경도 유효 이상이 65%이었다고 보고했다.

▸ 藤本 등[12]은 68례의 긴장형 두통에 葛根湯과 항불안제(Depas)를 병용하여 치료 2주 후에는 92%가 유효하였다고 한다.

▸ 神尾 등[13]은 72례의 긴장형 두통에 葛根湯 釣藤散 半夏白朮天麻湯 3가지 한약을 이용한 다시설 임상시험 결과를 보고하였다. 葛根湯 단독 사용 25례에서는 84%에서 두통이 개선되었고, 中間證~實證에서 유효하였다. 釣藤散 단독 사용 32례에서는 53.1%에서 유효하였다.

▸ 高田[14]는 62~85세의 긴장형 두통 20례에 釣藤散을 투여하여 8주 후에 70%에서 유효 이상의 효과가 나타났다.

▸ 小林 등[15]은 긴장형 두통 85례 중 60세 이상에서 釣藤散을 투여하여 43.8%가 유효하다는 결과를 얻었다.

▸ 田中 등[16]은 긴장형 두통 435례를 대상으로 釣藤散 투여군(280례)과 양약 투여군(염산 epirizone, loxoprofen, etizolam의 병용 155례) 2군으로 나누어 치료효과를 비교하였다. 양 군에서 60~70%가 두통 및 수반증상이 개선되었는데, 65세 이상의 여성에만 보면 釣藤散 투여군 쪽이 유효율이 높았다. 한편 양약에서는 부작용을 다수 확인할 수 있었다.

만성 긴장형 두통에 대한 葛根湯 사용례

[증례1] 60대 여성 : 긴장형 두통

2주전부터 만성 긴장형 두통이 있었다. 두통의 강도는 5단계(G5, 4, 3, 2, 1)로 분류하였을 때 G3(일은 하지만 거의 대부분 후두부의 둔통과 막힌 듯한 느낌이 있음)이었다. 또한 목 결림과 어깨 결림도 언제나 심하게 나타났다.

과거력 : 고혈압 류마티스성관절염
합병증 : 변형성 경추증
두부 CT : 정상
한방적 소견 :
허실 스코어 : 中間證
체격 : 비만 안색 : 보통 기력 체력 : 보통
어혈 : 없음 냉증 : 있음 땀 : 흘리지 않음
식욕 : 보통 대변 : 변비양상 단단한 변
치료 : 葛根湯 7.5g, 세 번으로 나누어 4주간 단독 요법으로 시행하였다.
결과 : 4주 후 두통은 G3에서 G1(후두부 둔통과 막힘감이 거의 없어짐)로 현저하게 개선되었고, 목 결림과 어깨 결림도 G1까지 개선되었다. 하지만 확실한 부작용이라고 할 만한 자각 증상은 없었고, 투약 전후의 혈액 생화학적 검사에서도 이상은 없었다. 따라서 본 증례에 葛根湯은 상당히 유용성이 높았다고 판정하였다.

만성 긴장형 두통에 대한 釣藤散 사용례

[증례2] 70대 여성 : 긴장형 두통

약 1년 전부터 만성적이며 간헐적으로 두통이 있었다. 이번 두통의 정도는 G4(일을 하고 있으나, 두통이 심해 쉬엄쉬엄 함)로, 목 결림·어깨 결림도 G4 정도이었다.

과거력 : C형 간염
합병증 : 변형성 경추증
두부 CT : 정상
한방적 소견
허실 스코어 : 中間證
체격 : 보통 안색 : 보통 기력 체력 : 저하
어혈 : 있음 냉증 : 있음 땀 : 땀 흘림

식욕 : 보통 대변 : 변비 경향 단단한 변

치료 : 釣藤散 7.5g, 세 번으로 나누어 4주간 단독 투여하였다.

결과 : 4주 후 두통은 G4에서 G1로 소실되었고, 목 결림과 어깨 결림도 모두 G4에서 G2(경도의 두통)로 개선되었다. 자각적 부작용은 없고, 혈액 생화학적 검사에서도 이상은 없었다. 이 증례에서는 釣藤散이 상당히 효과가 있었다.

桂枝人蔘湯(표 30, 31)

• **구성약물 : 桂枝 甘草 蒼朮 人參 乾薑**

吳茱萸湯(표 30, 31)

• **구성약물 : 吳茱萸 人參 生薑 大棗**

▸ 松本 등[17]은 긴장형 두통 11례를 포함한 만성 두통 33례에 桂枝人蔘湯, 또는 釣藤散을 투여하여 유효성을 비교하였다. 桂枝人蔘湯 투여군 18례에서는 조금 유효 이상이 66.7%이었는데, 釣藤散 투여군 15례에서는 조금 유효 이상이 46.7%이었다고 한다.

▸ 赤嶺 등[18]은 긴장성 두통 30례에 吳茱萸湯을 투여하여 23례(76.7%)에서 유효했다고 한다.

▸ 関 등[19]은 근수축성 두통 81례를 포함한 88례의 만성 두통에 봉투법으로 吳茱萸湯 군 44례, 桂枝人蔘湯 군 44례로 나누어 비교하였다. 경도개선이상은 吳茱萸湯 군에서 79.5%, 桂枝人蔘湯 군에서 61.4%로 양 군에서 유의한 차이는 없었다. 吳茱萸湯은 비만 경향, 변비 경향에 발이 차가운 증례에 유효한 경우가 많았으나, 桂枝人蔘湯에서는 마른형, 軟便 경향의 증례에서 유효한 예가 많이 나타났다.

기타 두통

▸ 두통에 수반되는 증상, '證'에 따라 한약의 유효성은 다르다. 두통에 수반되는 증상에 따라 한방으로 두통 치료를 정리한 증례 보고는 적지만 몇 가지 간단히 서술한다.

① 억울 · 심인성 두통

→ 抑肝散 抑肝散加半夏陳皮

▸ 초조감을 잘 느끼고, 신경과민증, 화를 잘 냄 등의 증상을 수반한 경우는 抑肝散 抑肝散加半夏陳皮 등이 유효하다.

② 고혈압을 수반한 두통

→ 黃連解毒湯

▸ 체격이 좋고 변비 경향이 있으면 大柴胡湯, 상기 · 안면홍조경향에는 黃連解毒湯을 사용한다.

③ 냉증 · 월경관련증상을 수반한 두통

→ 當歸四逆湯 當歸四逆加吳茱萸生薑湯 當歸芍藥散 桂枝茯苓丸

▸ 만성 두통은 여성에게 많은데, 냉증 · 월경관련증상에 동반하는 두통이 매우 많다.

▸ 냉증의 정도가 심하고, 복통을 동반하는 경우는 當歸四逆湯 當歸四逆加吳茱萸生薑湯이 적당하다. 여기에 현훈 · 부종을 동반할 때는 當歸芍藥散, 냉증에 어혈을 동반하는 경우에는 桂枝茯苓丸을 사용한다.

④ 위장장애를 동반하는 두통

→ 半夏瀉心湯

▸ 한방치료에서는 자기치유기전을 활성화하기 위해서 어떤 병태에서도 위장 기능을 조정하는 것이 중요하다. 오심, 구토, 설사 등 소화기 증상이 있고, 심화부가 맺혀 있는 경우는 半夏瀉心湯을 사용한다.

>> 참고문헌

1) 国際頭痛分類第2版日本版：日本頭痛学会誌（日本頭痛学会新国際頭痛分類普及委員会編），日本頭痛学会，神奈川，p1-188，2004
2) 丸山哲弘：頭痛．漢方内科学（水野修一編），p526-542，メディカルユーコン，京都，2007
3) 兼子忠延，高橋　聡，筆田廣登，他：慢性頭痛（主として片頭痛型血管性頭痛）に対する呉茱萸湯の使用経験．診療と新薬 16：1519-1522，1981
4) 牛久保行男，上田守三，鮫島寛次：脳神経外科外来における頭痛の漢方治療．痛みと漢方 11：27-30，2001
5) 谷岡富美男，後藤康之：慢性頭痛患者の漢方治療の検討．痛みと漢方 7：73-76，1977
6) 前田浩治，宮城　敦，菅原武仁：慢性頭痛に対する呉茱萸湯の効果．漢方医学 22：19-23，1998
7) 花輪壽彦，他：慢性頭痛のガイドライン（日本頭痛学会編），p33-34，医学書院，東京，2005

8）丸山哲弘：片頭痛予防における呉茱萸湯の有用性に関する研究—塩酸ロメリジンとのオープン・クロスオーバー試験—．痛みと漢方 16：30-39，2006
9）寺澤捷年：精神神経系，2．常習頭痛．日本医師会雑誌臨時増刊 108：120-122，漢方治療の ABC（松田邦夫・稲木一元・佐藤弘編），日本医師会，1992
10）杵渕 彰：常習頭痛．Modern Physician 21：781-782，2001
11）山本光利：肩頸部のこりに起因する慢性緊張性頭痛に対する葛根湯の臨床効果．臨床と研究 72：2085-2088，1995
12）藤本 司，佐藤知樹，佐藤隆一，他：葛根湯と生活指導による緊張型頭痛の治療．痛みと漢方 11：9-13，2001
13）神尾正巳，他（日本脳神経外科漢方医学会）：緊張型頭痛に対する漢方薬の多施設臨床試験結果報告—葛根湯，釣藤散，半夏白朮天麻湯—．脳神経外科と漢方講演記録集Ⅱ：138-144，2007
14）高田 理：慢性緊張型頭痛に対する釣藤散の有効性について．漢方医学 22：121-124，1998
15）小林 薫，斉藤芳雄：高齢者の慢性疼痛に対する漢方治療の検討．第 14 回臨床東洋医学研究会講演記録集 14：29-32，1998
16）田中俊英，長谷川讓，神吉利典，他：釣藤散と西洋薬による慢性緊張型頭痛に対する臨床効果の比較．痛みと漢方 14：31-35，2004
17）松本博之，柏木 基，松谷 学，他：慢性頭痛に対する桂枝人参湯と釣藤散の有用性に関する研究．臨床と研究 72：1299-1303，1995
18）赤嶺真理子，兵頭靖博，芦原 睦，他：緊張型頭痛に対する呉茱萸湯の有用性．日本東洋心身医学研究 15：36-38，2000
19）関 久友，沖田 直，高瀬貞夫，他：慢性頭痛に対する呉茱萸湯の効果，封筒法による桂枝人参湯との比較．Pharma Medica 12：288-291，1993

삼차신경통

11

| 요점 |

1. 삼차신경통은 안면편측의 삼차신경 지배영역에 반복적으로 발생하는 격렬한 통증으로 원인불명의 특발성과 원인질환이 있는 증후성 삼차신경통으로 분류한다.
2. 특발성 삼차신경통의 치료는 제1선택약으로 양약인 Carbamazepine을 투약하는 것이 일반적이다.
3. Carbamazepine 등의 양약으로 통증 조절이 곤란하거나 부작용이 발생하여 치료를 계속할 수 없는 경우에 한약을 병용 치료하는 것이 의의가 있고, 그 유용성이 보고되었다.
4. 삼차신경통에 대한 한약으로는 五苓散 柴胡桂枝湯 桂枝加朮附湯이 많이 사용되고, 그 외 小柴胡湯 桂枝加芍藥湯의 병용치료 柴苓湯 등도 사용된다.

대표적 한방처방

1. 五苓散　　2. 柴胡桂枝湯　　3. 桂枝加朮附湯

병 태

▸삼차신경통은 안면편측의 삼차신경 지배영역에 돌발적으로 반복해서 나타나는 심한 통증을 말한다. 통상적으로 통증은 일측성이며, 2~10초 정도 지속된 후 소실된다. 원인불명의 특발성과 원인질환이 있는 증후성 삼차신경통으로 분류된다. 증후성의 원인질환에는 종양, 외상, 염증, 다발성 경화증 등이 있다. 삼차신경통은 50세 이후 여성에게 발현하는 경우가 많다. 통증 부위는 삼차신경 2지, 3지 영역이 가장 많고, 1지 영역은 그다지 많지 않다. 이 안면의 특정부위(유발부위)에 가벼운 접촉만으로 삼차신경통이 유발되는 경우가 많다.

일반적 치료지침

▸증후성 삼차신경통은 먼저 원질환 치료를 시행하고, 통증이 남으면 약물요법을 고려한다. 특발성 삼차신경통 치료는 일반적으로 제1선택약으로 Carbamazepine을 사용하여 통증 조절을 한다. 양약으로 통증 조절이 곤란한 경우, 부작용 때문에 더 이상 양약을 복용하기 힘든 경우에는 한약을 병용하거나 단독요법으로 투약한다. 또한 통증에 따라 신경 Block 및 수술(미소혈관감압술)을 시행한다.

한방치료(표 33)

▸일반적으로 삼차신경통에 한약 단독치료로는 가벼운 증례를 제외하고는 조절하기 힘든 경우가 많다. Carbamazepine으로 통증 조절이 어렵거나 만족스럽지 못할 때 한약을 병용하는 것이 효과적이며, 그 유효성이 보고되었다.

▸삼차신경통에는 五苓散 柴胡桂枝湯 桂枝加朮附湯 같은 한약이 자주 사용된다. 그 외 小柴胡湯 桂枝加芍藥湯의 병용, 柴苓湯과 수반된 증상을 고려한 치료가 있다. 일반적으로 신경통으로 이환된 사람은 陽證보다 陰證인 경우가 많고, 實證보다 虛證인 경우가 많다.

五苓散 [제1선택약]

•구성약물: 澤瀉 茯苓 猪苓 蒼朮 桂皮

▸五苓散은 두부와 안면의 발작적이며 격렬한 통증에 이전부터 빈용되었다. 五苓散證은 구갈이 있고, 소변량이

표 33. 삼차신경통에 대한 주요 한방치료 보고

보고자	발표년도	진단	한방처방	병용약	증례수	유효율
里村 등[2]	1985	특발성 삼차신경통	五苓散	Carbamazepine	17	35.3% (저효 2 유효 4)
森本 등[1]	1994	특발성 삼차신경통	五苓散	Carbamazepine	36	47.2%
神田[3]	1994	특발성 삼차신경통	五苓散	-	3	유효
伊藤 등[7]	1988	특발성 삼차신경통	桂枝加朮附湯 수치 附子 末		13	3 : 저효 10 : 유효
森下[5]	1991	특발성 삼차신경통	柴胡桂枝湯	Carbamazepine	3	유효
岡田 등[4]	1996	특발성 삼차신경통	柴胡桂枝湯	Carbamazepine 신경 Block	10	7 : 저효 2 : 유효
森本 등[1]	1994	특발성 삼차신경통	柴苓湯	Carbamazepine	26	53.8% (저효 6 유효 8)
大野 등[6]	1995	특발성 삼차신경통	小柴胡湯 桂枝加芍藥湯	Carbamazepine	19	15 : 유효

적은 水滯의 병태이지만, 水滯가 없는 삼차신경통에도 五苓散이 유효하다. 보고에서 삼차신경통에 대한 五苓散의 유효율은 30~50%라고 한다. 하지만 격렬한 통증에는 五苓散 단독치료만으로는 힘든 경우가 많아, Carbamazepine과 신경 Block을 병용한다.

▸ 森本 등[1]은 Carbamazepine을 복용 중인 특발성 삼차신경통 환자 36례에 五苓散 엑기스(7.5g/일)를 4주간 연속 투약하였다. 그 결과, 개선 이상 유효율이 47.2%이었고, Visual analogue scale 평균치 변화에서는 치료 전에 8.3±0.3, 치료 후에 3.1±0.5로 확연하게 개선되었다고 한다. 里村 등[2]은 Carbamazepine 복용 중인 삼차신경통 환자 17례에 五苓散 엑기스(7.5g/일)를 2주간 투약한 결과, 유효율은 35.3%이었다. 그중 2례에는 Carbamazepine를 중지할 수 있을 만큼 현저하게 효과가 나타났고, 4례는 절반 이상 감량이 가능했던 유효한 경우였다.

▸ 神田[3]는 격렬한 통증을 호소하는 삼차신경통 환자 3례에 1주간 五苓散으로 단독 치료하였다. 그 결과 통증이 완전히 소실되거나 매우 경감되어 그 후 정기적으로 복용하지 않아도 재발하지 않은 증례를 보고하였다. 이 3례 중 2례는 Carbamazepine 부작용이 있었고, 1례는 신경 Block을 시행 한 후에 통증이 재발한 경우였다.

柴苓湯

- **구성약물: 柴胡 澤瀉 半夏 蒼朮 大棗 猪苓 人參 茯苓 甘草 桂皮 生薑**

▸ 森本 등[1]은 Carbamazepine 복용 중에 발생한 특발성 삼차신경통 환자 26례에 柴苓湯 엑기스(9.0g/일)를 4주간 투약하였다. 그 결과, 현저한 개선 6례, 개선 8례로 개선 이상의 유효율은 53.8%로 나타났다. Visual analogue scale에서도 치료 전 8.3±0.3에서 치료 후 0.8±0.2로 현저하게 개선되었고, 26례 중 10례에서는 Carbamazepine 투여량을 감량할 수 있었다.

柴胡桂枝湯

- **구성약물: 柴胡 半夏 黃芩 甘草 桂皮 芍藥 大棗 人參 生薑**

▸ 柴胡桂枝湯은 전간에 유용하다는 점에서 Carbamazepine과 유사한 작용이 있을 것이라고 기대하며 삼차신경통에 사용되었다. 삼차신경통에 대한 柴胡桂枝湯 유효율은 五苓散보다 높다는 보고가 있다.

▸ 岡田 등[4]은 Carbamazepine과 수술요법으로는 통증 조절이 힘든 삼차신경통 환자 10례에 신경 Block과 柴胡桂枝湯 엑기스(7.5g/일)를 4주간 투약하였다. 그 결과

Carbamazepine을 중지하여도 통증이 현저하게 감소한 예가 7례, Carbamazepine을 감량하여도 통증이 경감되고 유효했던 예가 2례로 확인되었다.

- 森下[5]는 Carbamazepine 복용으로 통증 조절이 되지 않은 삼차신경통 3례에 柴胡桂枝湯을 사용한 결과, 효과가 있어 Carbamazepine을 감량할 수 있었다고 한다.

小柴胡湯合桂枝加芍藥湯

- **구성약물: 小柴胡湯(柴胡 半夏 黃芩 甘草 大棗 人參 生薑), 桂枝加芍藥湯(甘草 桂皮 芍藥 大棗 生薑)**

- 柴胡桂枝湯 대신에 엑기스 제제를 사용할 경우, 小柴胡湯·桂枝加芍藥湯을 병용하면 좀 더 항전간작용이 강화될 가능성이 있어 삼차신경통에도 사용된다.
- 大野 등[2]은 삼차신경통환자 34례에 小柴胡湯 엑기스(5g/일)와 桂枝加芍藥湯 엑기스(5g/일)를 2주간 투약하여 검토하였다. 치료 개시시에 이미 Carbamazepine을 복용하고 있던 19례 중의 15례에서 통증이 소실 또는 경감되었고, 그 중 11례에서는 Carbamazepine 감량이 가능하여, 유효성을 보였다.

桂枝加朮附湯

- **구성약물: 甘草 桂皮 芍藥 大棗 生薑 蒼朮 附子**

- 통증이 냉기에 의해악화되고, 따뜻하면 경감되는 삼차신경통에는 桂枝加朮附湯과 같은 附子가 포함된 처방을 사용한다. 附子의 따뜻하게 하는 작용을 통해 통증이 제거되는 것을 기대하여 桂枝加朮附湯과 같은 附子가 포함된 처방에 수치 附子末을 가미하면 더욱 유효하다. 伊藤 등[7]은 桂枝加朮附湯 사용 중 13례에 수치 附子末을 추가 투약하였을 때 진통효과가 유효하게 상승했다고 한다.

>> 참고문헌

1) 森本昌宏, 森本悦司, 森本眞美, 他：ペインクリニック疾患とその治療 XIV—特発性三叉神経痛患者に対する五苓散および柴苓湯エキス顆粒の臨床効果—. 東洋医学とペインクリニック 24：7-10, 1994
2) 里村 敬, 島田雅子, 久世照五, 他：三叉神経痛への五苓散投与の試み. 和漢医薬雑誌 2：582-583, 1985
3) 神田史大：三叉神経痛に五苓散は有効か？—興味ある3症例—. 痛みと漢方 4：24-27, 1994
4) 岡田まゆみ, 吉川秀康, 大野健次：三叉神経痛に対する柴胡桂枝湯の使用経験. 痛みと漢方 6：61-64, 1996
5) 森下孝仁：三叉神経痛に対する柴胡桂枝湯の効果. 痛みと漢方 1：38-40, 1991
6) 大野健次, 延原弘明：三叉神経痛に対する小柴胡湯・桂枝加芍薬湯併用療法の効果. 日本東洋医学雑誌 46：55-61, 1995
7) 伊藤樹史, 須田高之, 立原弘章, 他：ペインクリニックにおける修治附子末の応用. 痛みと漢方 8：3-8, 1988

대상포진 후 신경통

12

| 요점 |

1. 대상포진 후 신경통은 지속적인 작열통 및 쑤시는 통증을 호소하고, 통증클리닉에서 시행하는 서양의학적 치료로도 골치를 썩을 정도로 치료하기 어려운 질환이다.
2. 대상포진 후 신경통은 서양의학적으로 각종 치료가 이루어지고 있으나, 그 결과가 만족스럽지 못한 것이 현실이다. 한방치료는 통증 제거뿐만 아니라 전신상태 개선을 통해 QOL 향상을 이루어내는 데에 의의가 있다.
3. 대상포진 후 신경통에 사용되는 대표적인 한약으로는 柴苓湯 桂枝加朮附湯 補中益氣湯 세 처방을 들 수 있다. 이 처방들 중 證을 고려하여 선택하면 더욱 유효성이 있을 것이다.

대표적 한방처방

1. 柴苓湯 2. 桂枝加朮附湯 3. 補中益氣湯

병 태

▸ 대상포진 발생기전은 나이가 들어감에 따라 수두 대상포진 바이러스에 대한 세포성 면역기능이 저하되어 대상포진 및 대상포진 후 신경통의 발생비율과 중증도가 증가한다. 대상포진의 약 20%는 삼차신경을 침범하여 眼部대상포진이라고 불린다. 급성기 대상포진 통증은 통상적으로 발병 후 2~4주후에 개선되나, 약 10%의 환자는 수포성 피진 치료 후에도 장기간 통증이 피부분절 영역에서 지속된다. 이것을 대상포진 후 신경통이라 한다. 60세 이상 고령자와 당뇨환자에게 많고, 부위로는 삼차신경 제1지 안신경의 대상포진 후에 비교적 많다.

▸ 일반적으로 대상포진 후 신경통은 지속적인 작열통 및 쑤시는 통증을 호소한다. 대상포진 후 신경통은 통증클리닉에서 시행하는 서양의학적 치료로도 골머리를 앓는 치료가 어려운 질환이다.

일반적 치료

▸ 삼차신경통에 유효한 약제는 대상포진 후 신경통에는 효과가 떨어진다. 비교적 유효한 양약에는 삼환계 우울약(Amitriptyline)이 있으나, 항경련약(Valproic acid, Carbamazepine)은 삼차신경통에서처럼 효과는 없다.

▸ 안면, 두부의 대상포진 후 신경통에는 성상신경절 block과 삼차신경 block을 시행한다.

한방치료

▸ 대상포진 후 신경통에는 서양의학적으로 각종 치료가 시행되지만 그 성과가 만족스럽지 못한 것이 현실이다. 대상포진 후 신경통은 고령자에게 많고, 통증에 기인하는 불면, 식욕부진, 우울상태 등이 QOL 저하로 이어진다. 한방치료는 통증뿐만 아니라 전신상태를 개선하여 QOL 향상을 꾀한다는 의미가 있다. 한약을 환자의 證에 크게 틀리지만 않게 투약한다면 난치성 신경통이더라도 개선 가능성이 있다.

▸ 대상포진 후 신경통에 사용되는 대표적 한약으로는 柴

苓湯 桂枝加朮附湯 補中益氣湯 세 처방이 있다. 證에 따라 이 처방들을 선택하면 陽證에는 柴苓湯과 補中益氣湯과 같은 柴胡劑가 적합하다. 陰證에는 桂枝加朮附湯이 사용된다. 水滯를 동반하는 증례는 陽證일 경우 柴苓湯, 陰證에는 桂枝加朮附湯을 선택한다. 한편 氣虛를 동반하는 증례는 陽證에 補中益氣湯을 처방하고, 陰證에는 桂枝加朮附湯을 사용한다.

柴苓湯

- **구성약물: 柴胡 澤瀉 半夏 蒼朮 大棗 猪苓 人參 茯苓 甘草 桂皮 生薑**

▸ 吉井 등[1]은 51례(아급성기 증례 26례, 만성기 증례 25례)의 각종 통증 부위의 대상포진 후 신경통을 대상으로 柴苓湯 엑기스(9g/일를 4주간 투약하여 검토하였다. 유효율은 아급성기에서 62.9%, 만성기에서 60.0%이었다. 유효율은 3개월 후에도 변화가 없었고, 부작용으로는 심와부 불쾌감이 2례에서 관찰되었다.

桂枝加朮附湯

- **구성약물: 甘草 桂皮 芍藥 大棗 生薑 蒼朮 附子**

▸ 菅谷 등[2]은 발병 후 1개월 이상 경과한 대상포진 후 신경통 환자 57례를 桂枝加朮附湯 투여군 27례와 비투여군 30례로 나누어 비교 검토하였다. 양쪽 군은 신경 Block을 적당한 시기에 시행하면서 항우울약을 복용하였다. 또한 투여군은 桂枝加朮附湯 엑기스(7.5g/일)를 2개월 간 투약하였다. 양쪽 군의 유효도를 비교하면 桂枝加朮附湯 투여군에서 유효 이상이 77.8이었고, 비투여군에서는 유효 이상이 46.7%이었다. 桂枝加朮附湯은 눈에 띄는 부작용도 없었고 그 유효성이 입증되었다.

補中益氣湯

- **구성약물: 黃耆 蒼朮 人參 當歸 柴胡 陳皮 甘草 大棗 升麻 生薑**

▸ 谷口 등[3]은 소염진통제 등으로 통증 치료를 3개월 이상 시행하였으나 효과가 없었던 72례의 대상포진 후 신경통 환자를 대상으로 하였다. 이들을 무작위로 64례에 補中益氣湯 엑기스(7.5g/일)를 12주간 투여한 투여군과 투여하지 않은 8례의 대조군으로 나누어 검토하였다. 투여 전후 visual analogue scale(VAS) 통증 평가는 투여군에서는 투여 전에 5.8±1.6, 투여 후에 2.1±1.3으로 유의하게 개선되었다. 補中益氣湯 투여로 인한 진통효과는 87.5%로 높게 나타났다. 대조군의 VAS는 시험 개시시에 5.2±1.4, 12주후에도 4.9±1.9로 유의한 변화가 없었다.

抑肝散

- **구성약물: 蒼朮 茯苓 川芎 釣鉤藤 當歸 柴胡 甘草**

▸ 최근 田島, 光畑 등[4]은 대상포진 후 신경통에 삼환계 우울약(Tryptanol 10~20mg/일, 또는 Tramadol 10~20mg/일)과 抑肝散 병용치료가 유효하다고 밝혔다. 삼환계 우울약은 Serotonin과 Noreadrenaline 등의 monoamine transporter를 억제함으로써 진통효과가 발생하는 것이며 抑肝散은 serotonine 합성 촉진을 통해 진통효과가 발현된다.

>> 참고문헌

1) 吉井信夫, 牛久保行男, 山田 史：帯状疱疹後神経痛に対する柴苓湯の効果. 痛みと漢方 3：41-44, 1993
2) 菅谷壮男, 大竹哲也, 石倉秀昭：帯状疱疹後神経痛に対する桂枝加朮附湯の効果. ペインクリニック 12：70-72, 1991
3) 谷口彰治, 寺井岳三, 幸野 健, 他：帯状疱疹後神経痛に対する補中益気湯の効果. 皮膚臨床 41：601-603, 1999
4) 田島圭子, 川越いづみ, 金井優典, 光畑裕正：帯状疱疹後神経痛の症状緩和に抑肝散が有効であった２症例. 第21回日本疼痛漢方研究会講演要旨集 2008, p9

현훈 13

| 요점 |

1. 현훈에는 회전성 현훈·浮動性 또는 동요성 현훈·기립성 현훈 등 여러 종류가 있다. 그 원인은 내이성 이비인후과질환·중추성질환·頸部성·심인성 등으로 다양하다.
2. 치료를 위해서는 먼저 충분한 문진을 포함한 서양의학적 검사에 의한 감별진단이 중요하다. 특히 생명에 위협을 줄 수 있는 중추성 질환으로 진단될 경우에는 바로 서양의학적 치료를 시행한다.
3. 일반적으로 급성기 현훈이 격렬한 시기에는 양약을 중심으로 치료한다.
4. 현훈이 안정되거나 만성기의 현훈·반복적인 현훈 등에는 한약이 좋다.
5. 현훈에 대한 한방치료는 그 병태가 다양하기 때문에 투여하는 한약도 여러 종류이다. 현훈에 자주 사용하는 처방으로는 苓桂朮甘湯 半夏白朮天麻湯 眞武湯 桂枝茯苓丸 半夏厚朴湯 五苓散 등이 있고, 각각의 병태에 맞추어 한약을 선택한다.

대표적 한방처방

1. 苓桂朮甘湯
2. 半夏白朮天麻湯
3. 桂枝茯苓丸
4. 柴苓湯
5. 柴胡加龍骨牡蠣湯
6. 釣藤散

현훈의 병태

- 현훈은 자기 신체와 주위 공간이나 물체에 대한 상대적인 위치감각의 이상감각이다. 평형유지를 위해서 필요한 "입력계 → 중추 → 출력계"의 어딘가에서 장애가 발생하면 현훈이 생긴다. 즉, 전정각(반고리관, 이석기), 심부감각(근방추, 건방추), 시각 등의 정보가 제대로 입력되지 않아도 현훈이 발생하며, 이 정보들이 전달되는 중추에 장애가 생겨도 현훈은 나타난다. 또한 출력계로서 몸의 위치, 움직임을 조절하는 손발의 근육과 눈의 근육에 정보가 전달되어 몸의 평형을 유지하고 있으나, 여기에 장애가 생겨도 현훈을 일으킨다.

현훈을 일으키는 원인질환

- 중추성 질환 : 뇌간, 소뇌 출혈·경색, 연수외측증후군, 추골뇌저동맥순환부전, 뇌간·소뇌 종양, 급성소뇌염, 뇌간뇌염, 다발성 경화증
- 말초성 질환(미로·전정신경질환) : 전정신경염, 내이염(미로염), 메니에르 증후군, 외상, 돌발성 난청, 양성발작성두위성 현훈, 청신경종양
- 頸部성 현훈 : 변형성 경추증, 경부 외상, 경추염좌(외상성 경부 증후군)
- 일과성 뇌(전반)순환부전 : (기립성)저혈압, 혈관미주신경반응, 고도 서맥, 부정맥
- 심인성 현훈
- 갱년기 장애
- 약물중독

현훈에 대한 진료 방향

- 현훈의 원인은 이비인후과, 뇌신경외과, 내과 등 다양한 방면에 관련되어 있다. 먼저 현훈 초진에서 중요한 것은 생명에 위협을 미칠 수 있는 소뇌·뇌간출혈, 뇌경색, 뇌종양과 두부외상 등 중추성 질환을 제외시키는 것이다.

- 두부 CT와 MRI를 통해 조기에 감별하여 중추성 질환이라고 진단되면 바로 서양의학적 치료를 시행한다.
- 그 외 현훈의 원인질환 진단도 한방치료 적용여부를 결정하기 위해 필요하므로 아래 항목에 따라 진단을 진행하여 확정 진단한다.

현훈 진단 체크 포인트

① 問診

- 현훈의 형태(회전성, 자기 동요감, 비틀거림, 기립성)
- 자세, 두위를 일정한 위치에 두었을 때의 발생 여부
- 현훈의 발현이 급성 또는 완만, 현훈의 지속이 단기간 또는 장기간 지속
- 연령은 고령자, 장년층, 젊은이
- 신경장애의 동반 여부 – 난청 이명 운동마비 언어장애 연하장애 등

② 신경학적 검사

③ 타각적 검사

- CT MR 뇌척수액검사 청각검사 안진검사 聽性뇌간반응

한방의학적으로 본 현훈의 원인

- 한방의학적으로 현훈의 원인을 살펴보면 ① 氣의 이상에 의한 경우 ② 水의 이상에 의한 경우 ③ 食의 이상에 의한 경우 3가지로 크게 나눌 수 있다. 그렇지만, 현훈은 단일 원인에 의한 경우는 적고, 대부분 이들이 복합되어 나타난다.

氣의 이상

① 氣鬱

- 氣가 울체된 것으로 얼굴모양과 표정이 억울하게 어둡고, 표정이 없다. 신경증 심신증 자율신경실조증 등에서 발생하는 병태로서 理氣劑의 적응증이다.

② 氣逆

- 氣가 격렬하게 상충하여 두부, 안면에 이상을 일으킨다.

水의 이상

- 체액의 편재 또는 수액 대사 이상으로 추정되는 병태로 안면이 창백한 경우가 많고, 심하부에 진수음 위내정수, 沈脈이 보인다. 현훈은 대부분 水의 이상인 水毒으로 인해 발현하고, 특히 격렬한 현훈은 水毒 때문에 발생한다고 본다. 水毒에는 利水劑를 사용한다.

음식물 이상

- 음식물 섭취과다와 섭취한 음식물이 체내에 장시간 정체하여 발생하는 병태로서 복부팽만과 충만을 일으킨다. 소화관 내 정체물을 배출하고 해독하는 약을 사용한다.

현훈 치료

- 현훈 치료는 현훈의 원인질환에 따라 다르다. 급성기에는 각종 질환에 대응하는 서양의학적 치료, 대증요법이 주(主)가 된다.

현훈에 대한 급성기 대응

- 급성기 격렬한 현훈 · 오심 · 구토에 먼저 아래와 같은 서양의학적 대증요법을 시행한다.
- ① 중조수 점적주사 ② 저분자 Dextran 정맥 주사 ③ metoclopramide의 주사. 이런 주사 요법을 병용하여 구토가 없어지면 내복약으로 치료한다. 내복약으로는 메틸산 베타히스틴, 염산 diphenidol, adenosine triphosphate(ATP)를 사용한다.

현훈의 한방치료 적응증

- 급성기의 격렬한 현훈이 줄어들면 한방치료를 시행한다. 하지만 현훈의 정도에 따라 양약을 병용하기도 한다. 반복적인 현훈과 장기화된 현훈에는 한약을 사용한다.

표 34. 현훈에 대한 한방처방 선택 기준

喜多敏明의 한방처방 선택방침[2]	田口喜一郞의 한방처방 선택방침[3]
• 회전선 현훈 발작시 제 1선택 → **택사탕**(탕약) → **오령산**(택사탕 대신 사용) • 몸이 흔들리는 느낌이 있는 경우 → **진무탕** • 기립성 저혈압 경향인 경우 → **영계출감탕** • 신경증을 동반한 어지러움 → **반하후박탕** • 위장허약, 두통이 수반된 경우 → **반하백출천마탕**	• 메니에르 제1선택약 → **영계출감탕** • 위장허약하며 영계출감탕이 효과 없는 경우 → **반하백출천마탕** • 순환장애에 의한 현훈 → **계지복령환**(체질 중등도 이상) → **당귀작약산**(허약자) • 불안감 자율신경증상이 있는 경우 → **반하후박탕** • 갱년기 여성의 부정수소 → **가미소요산** • 동요병 → **오령산** • 쇠약하며 심하게 허약한 사람의 현훈 → **진무탕**

▸ 한약을 적용하는 질환 · 병태는 ① 난치성이며 원인불명인 메니에르병 ② 순환장애(추골뇌저동맥순환부전, 만성뇌순환부전)에 의한 현훈 ③ 불안감 · 자율신경증상을 수반한 현훈 ④ 심인성 현훈 ⑤ 갱년기 여성의 不定愁訴를 동반한 현훈(갱년기 장애) ⑥ 동요병(특히 멀미) ⑦ 현훈의 양약 치료로 위장장애 · 피부발진 등 부작용이 발생한 경우 등을 들 수 있다.

현훈에 대한 한방처방 선택(표 34)

苓桂朮甘湯 **[제1선택약]**

半夏白朮天麻湯 (위장허약한 경우) **[제1선택약]**

▸ 이 두 처방은 현훈의 제1선택약이며, 약간 강한 현훈부터 신체동요감, 기립성 현훈에까지 비교적 광범위하게 사용한다.

▸ 제1선택약이 무효, 또는 현훈의 종류에 따라 특징적인 소견이 있는 경우는 각기 그에 맞는 처방을 사용한다. 현훈의 병태는 다양하며 개개의 證에 차이가 있기 때문에 각각에 대응하는 처방을 사용한다.

현훈의 한방처방 선택에 관한 보고

▸ 花輪[1]는 내이성 현훈의 일반적인 한방치료시 급성기와 관해기로 나누어 선택약을 결정한다.

▸ 급성기 현훈에 상기(上氣)가 있으면 苓桂朮甘湯을 제1선택약으로 하고, 상기가 없으면 眞武湯을 제1선택약으로 사용한다. vertigo에는 澤瀉湯을 제1선택약으로 하였다.

▸ 한편 관해기에는 일반적으로 水毒 조절을 하는 한약을 사용하는 경우가 많은데, 當歸芍藥散 眞武湯 釣藤散 등을 사용한다. 자율신경장애에는 柴胡劑 香蘇散 半夏厚朴湯 등을 사용하고, 고혈압 · 동맥경화에 관해서는 黃連解毒湯 釣藤散 八味地黃丸 등을 사용한다. 관해기의 현훈에서는 眞武湯가 적용되는 경우가 많다고 한다.

▸ 喜多[2]는 水滯(水毒)로 인한 현훈인 메니에르병과 같은 회전성 현훈 발작시 澤瀉湯을 제1선택약으로 하고 있으나, 이것은 탕약으로 밖에 처방할 수 없기 때문에 이를 대신하여 五苓散을 추천하고 있다. 또한 浮動感이 있는 현훈에는 眞武湯을 사용하였다. 氣의 이상을 동반한 현훈에 기립성 저혈압 경향이 나타날 때에는 水滯와 氣逆을 개선하는 苓桂朮甘湯을 사용한다. 심신증을 동반하는 현훈에는 水滯와 氣鬱을 개선하는 半夏厚朴湯을 사용하고, 위장허약으로 두통을 동반하는 경우에는 半夏白朮天麻湯을 사용한다.

▸ 田口[3]는 메니에르병의 제1선택약으로 苓桂朮甘湯을 사용하고, 위장허약으로 苓桂朮甘湯이 효과가 없는 경우는 半夏白朮天麻湯을 적용한다고 하였다. 순환장애로 인한 현훈에는 체질 중등도 이상이면 桂枝茯苓丸을 사용하고, 허약한 경우에는 當歸芍藥散을 선택한다. 불안감, 자율신경증상을 동반하는 경우에는 半夏厚朴湯, 갱년기 여성으로 不定愁訴를 동반하는 경우에는 加味逍遙散을 사용한다. 動搖病에는 五苓散, 여위고 수척한 허약자에게는 眞武湯이 좋다고 한다.

▸ 그 외 新村[4]는 나이가 들어감에 따라 뇌순환의 자동조

표 35. 현훈에 대한 한방치료 주요 보고

보고자	발표년도	진단	한방처방	증례수	유효율	
田口 등[5]	1982	메니에르병	半夏白朮天麻湯	11	유효	5례
田中 등[6]	1982	난치성 현훈	半夏白朮天麻湯	17	유효	64.7%
山際 등[7]	1984	회전성 현훈 어지러움	半夏白朮天麻湯	23	유효	65.2%
小松崎 등[8]	1985	메니에르병 BPPV 평형검사정상현훈	半夏白朮天麻湯	94	유효	60.6%
木村 등[9]	1999	말초성 현훈	半夏白朮天麻湯	21	유효	38.1%
田中 등[6]	1982	메니에르병 순환부전 현훈	苓桂朮甘湯	10	유효	30%
山際 등[7]	1984	회전성 현훈	苓桂朮甘湯	20	유효	50%
佐藤 등[11]	2004	갱년기 증상을 수반한 현훈	苓桂朮甘湯	8	유효	7례
山際 등[7]	1984	원인불명 현훈 전정장애 메니에르병	釣藤散	22	유효	50%
小松崎 등[14]	1986	만성기 현훈	柴胡加龍骨牡蠣湯 苓桂朮甘湯	64 71	유효 유효	72% 64%
山崎 등[12]	1987	어혈을 수반한 현훈	桂枝茯苓丸	127	유효	63%
水田 등[13]	1994	메니에르병	柴苓湯	13	유효	69.2%

BPPV : 양성발작성체위성현훈

절능력이 저하되어 발생된다고 생각되는 浮動感과 기립성 현훈에는 八味地黃丸을 사용하고, 혈압상승시 등, 고혈압과 관련된 현훈은 釣藤散과 黃連解毒湯을 사용한다.

현훈에 대한 한방치료의 주요 보고(표 35)

▸ 지금까지 다수의 증례를 대상으로 현훈에 대한 한방치료를 시행한 주요 보고에 대해 서술한다.

半夏白朮天麻湯 [제1선택약]

- **구성약물: 陳皮 半夏 白朮 茯苓 天麻 黃耆 澤瀉 人參 黃柏 乾薑 生薑 麥芽**

▸ 田口 등[5]은 메니에르병 20례 중 11례에 半夏白朮天麻湯을 사용하여 5례에서 유효했고, 현훈 증상은 79%에서 중등도 이상으로 개선되었다.

▸ 田中 등[6]은 난치성 현훈 증례에 半夏白朮天麻湯을 투여하였는데, 17례 중 11례(64.7%)에서 유효 이상의 효과가 나타났다.

▸ 山際 등[7]은 회전성 현훈, 현훈감을 호소한 65례에 半夏白朮天麻湯 苓桂朮甘湯 釣藤散을 투여한 각 군으로 나누어 효과를 살펴보았다. 半夏白朮天麻湯 투여군(23례)이 가장 치료효과가 좋았고, 半夏白朮天麻湯 투여는 유효 이상이 투여 후 4주째에 15례(65.2%), 8주 후에 19례(82.6%)이었다.

▸ 小松崎 등[8]은 메니에르병, 양성 발작성 두위성 현훈, 평형기능검사에서 이상이 없는 현훈 94례에 半夏白朮天麻湯을 투약하여 다시설에서 검토한 결과, 60.6%에서 유효했다고 한다.

▸ 木村 등[9]은 중추성 질환이 배제되고, 메니에르병, 양성 발작성 현훈, 전정신경염 진단기준에 합치하지 않는 현훈 21례를 대상으로 하였다. 半夏白朮天麻湯으로 치료한 결과, 개선 이상 38.1%·약간 개선 이상이 66.7%로 나타났다.

苓桂朮甘湯 [제1선택약]

- **구성약물: 茯苓 桂皮 蒼朮 甘草**

▸ 田中 등[6]은 메니에르병 4례, 뇌 또는 내이 순환부전으로 인한 현훈 5례, 고혈압으로 인한 현훈 1례 총 10례에 苓桂朮甘湯을 투약하여 치료효과를 검토하였

다. 그 결과, 유효 이상이 30%, 약간 유효 이상까지 포함하면 60%이었다.

- 山際 등[7]은 회전성 현훈, 또는 현훈감을 호소하는 65례 중 證을 검토하여 苓桂朮甘湯을 치료약으로 선택한 20례에 대해 검토하였다. 그 결과 투약 후 4주째에는 10례(50%)에서 유효, 8주째에는 65%에서 유효하였다고 한다.
- 金子 등[10]은 각종 현훈 질환 70례를 대상으로 여러 한약을 이용해 치료 하였다. 그 중 苓桂朮甘湯은 말초성 현훈에 8례, 메니에르병에 5례 사용하여 유효하였다고 한다. 이 두 질환에는 苓桂朮甘湯을 가장 많이 처방하고 있다
- 佐藤 등[11]은 중년, 갱년기 현훈을 주소로 갱년기 증상을 보이는 8례를 대상으로 苓桂朮甘湯을 투여하여 7례에서 유효하였다고 하였다.

桂枝茯苓丸

- **구성약물 : 桂皮 茯苓 芍藥 桃仁 牧丹皮**
  - 山崎[12]는 瘀血을 동반한 현훈 127례를 대상으로 桂枝茯苓丸을 투여하여 80례(63%)에서 개선이상의 효과를 확인하였다. 그는 구어혈제로서 桂枝茯苓丸 當歸芍藥散 桃核承氣湯 大黃牧丹皮湯 등이 비교적 많이 활용되지만, 桂枝茯苓丸이 가장 유효율이 높고, 證을 제대로만 파악한다면 난치성 현훈에도 桂枝茯苓丸이 유용하다고 하였다.

柴苓湯

- **구성약물 : 柴胡 澤瀉 半夏 黃芩 蒼朮 大棗 人參 茯苓 甘草 桂皮 生薑**
  - 水田 등[13]은 證을 고려하지 않고 메니에르병 13례에 柴苓湯을 6개월간 투약한 결과, 전반적 개선도 유효율은 69.2%이었다고 하였다.
  - 金子 등[10]은 말초성 현훈(5례), 메니에르병(2례), 중추성 현훈(2례) 총 9례에 柴苓湯을 사용하여 유효하였다고 하였다.

柴胡加龍骨牡蠣湯

- **구성약물 : 柴胡 半夏 桂皮 茯苓 黃芩 大棗 人參 牡蠣 龍骨 生薑**
  - 小松崎 등[14]은 다시설에서 만성기 현훈 135례를 대상으로 한 공동연구에서 64례에 柴胡加龍骨牡蠣湯, 71례에 苓桂朮甘湯을 투약하여 검토하였다. 종합평가에 따른 유용성은 柴胡加龍骨牡蠣湯에서는 72%, 苓桂朮甘湯은 64%이었으나, 浮動感 또는 회전감 + 浮動感의 현훈에는 柴胡加龍骨牡蠣湯이 더 유용하였다고 한다.

釣藤散

- **구성약물 : 釣鉤藤 陳皮 半夏 麥門冬 茯苓 人參 菊花 防風 甘草 石膏 生薑**
  - 山際 등[7]의 현훈 다수례에 대한 검토에서 원인불명 말초전정장애, 현훈, 메니에르병 22례에 釣藤散을 사용하여 치료한 결과, 유효율은 4주 후에 50%, 8주 후에 59%이었다.

>> 참고문헌

1) 花輪壽彦：耳鼻科・眼科領域の漢方治療. 1. めまい・耳鳴. pp. 201-204. 金原出版. 東京. 1995
2) 喜多敏明：プライマリケアのための漢方入門. 頭痛・めまいと漢方. ストレスと臨床 22：26-29. 2005
3) 田口喜一郎：耳鼻咽喉科 6. めまい. 日本医師会雑誌臨時増刊 108：211-213. 漢方治療の ABC（松田邦夫・稲木一元・佐藤弘編）. 日本医師会. 1992
4) 新村久美子：内科医のための漢方療法. めまい. Modern Physician 21：813-815. 2001
5) 田口喜一郎, 他：メニエール病に対する漢方治療の経験. 耳鼻臨床 75：2337-2344. 1982
6) 田中耕一, 津田　緑, 小西一夫, 他：耳鳴及びめまい疾患に対する漢方療法. 新薬と臨床 31：791-798. 1982
7) 山際幹和, 稲垣政志, 原田輝彦, 他：漢方薬剤によるめまいの治療成績. 耳鼻臨床 76：3267-3279. 1984
8) 小松崎　篤, 神崎　仁, 富田　寛, 他：めまい症例に対する医療用漢方製剤の臨床効果の検討. 耳鼻咽喉科展望 28（補. 5）：497-507. 1985
9) 木村貴昭, 山中　昇, 九鬼清典：めまいに対する半夏白朮天麻湯の臨床効果. 耳鼻と臨床 45：443-449. 1999

10) 金子　達，久住　武：めまいの西洋医学的診断と漢方治療．Prog Med 15：1459-1461，1995
11) 佐藤泰昌，吉田典夫：めまいを主訴とする更年期様症状に対する苓桂朮甘湯の使用経験．産婦人科漢方研究の歩み 21：131-133，2004
12) 山崎可夫：瘀血を伴っためまいに対する桂枝茯苓丸の治療経験．漢方診療 6：45-48，1987
13) 水田啓介，伊藤八次，近藤由香，他：メニエール病に対する柴苓湯の使用経験．耳鼻臨床 87：719-726，1994
14) 小松崎　篤，坂田英治，亀井民雄，他：慢性期のめまい例に対する柴胡加竜骨牡蛎湯と苓桂朮甘湯の有効性および安全性の臨床試験．薬理と治療 14：4479-4490，1986

MEMO　스테로이드 치료에서 한방의 의의

- 스테로이드 호르몬은 인체내 간장에서 만들어지는 콜레스테롤을 소재로 하는 부신에서 합성되는 물질로서 쇼크·외상·스트레스 등 급격한 침습이 일어날 경우 긴급히 방어하는 중요한 물질이다. 한편, 각종 난치성 질환에 합성 스테로이드제가 자주 사용되며, 그 유효성이 밝혀졌다. 하지만 장기간 스테로이드제를 투약하면 종종 부작용이 발생하여 문제가 된다. 이 때문에 치료에 스테로이드제를 사용하지 않는 것이 가장 좋다.
- 천연물 중에는 화학구조적으로 스테로이드 골격을 갖춘 생약이 상당히 많이 있는데 생체의 항상성 유지에 많은 도움이 된다. 한약은 여러 종류의 시스템을 매개로 하여 자기 몸 안에 있는 스테로이드 호르몬 작용에 박차를 가하거나, 또는 과다하게 투약된 스테로이드제의 작용을 제어하여 조절한다고 한다.
- 최근 다시설 연구 결과에서 小柴胡湯 柴苓湯 十全大補湯 등의 한약은 스테로이드 호르몬의 감량, 이탈, 유해작용 완화가 가능하다고 밝혀졌다. 하지만 실제 임상 현장에서 이 한약의 유용성은 각 증례별 발병기간, 병기의 경중, 약에 대한 반응성의 차이 등 각종 요인에 따라 달라진다.

딸꾹질 14

| 요점 |

1. 딸국질은 횡격막이 불수의성· 간대성 경련을 일으키는 증상으로, 그 순간 급격히 흡기가 성대를 통과하기 때문에 닫혀 있는 성문이 특유의 음을 낸다.
2. 24시간 이상 지속되는 딸국질은 난치성 딸꾹질로 중추성 질환이 원인인 경우가 많다.
3. 진료시 먼저 난치성 딸꾹질의 원인이 되는 병태를 알기 위해 서양의학적 검사를 통해 기질적 장애 유무를 체크한다.
4. 치료는 딸꾹질 치료와 함께 원인질환에 대한 서양의학적 치료를 동시에 시행할 필요가 있다.
5. 난치성 딸꾹질은 서양의학적 치료로는 효과가 일시적이며 완전 치료가 되지 않는 경우가 많고, 부작용도 있다.
6. 한방치료의 제1선택약으로는 證에 관계없이 대부분 芍藥甘草湯을 사용하며, 유효성이 높고 부작용도 거의 없다. 이 때 무효한 경우에는 半夏厚朴湯 吳茱萸湯 麥門冬湯 柿蒂湯 등을 사용하면 유효하다.

대표적 한방처방

1. 芍藥甘草湯
2. 半夏瀉心湯
3. 吳茱萸湯
4. 麥門冬湯

원 인

- 딸꾹질에 관계하는 신경지배로 구심로는 제3~5경수의 횡격신경지각지, 미주신경, 제6~12흉수의 교감신경구심섬유이다. 그 자극은 뇌간에 있는 호흡중추, 연수망양체, 시상하부를 통과 하며, 원심로인 제3~5경수의 횡격신경운동지, 성문과 호흡보조근으로 전달된다.
- 따라서 딸꾹질의 원인은 ① 중추성 ② 말초성 ③ 횡격막의 직접자극 ④ 약제성 등으로 분류된다. 매일 빈번히 발생하며, 지속성·난치성인 딸꾹질에서는 약 90%가 어떠한 기질적 이상을 수반하고, 대부분은 남성이다.
- 중추성 병변에는 뇌간(주로 연수병변)과 중대뇌동맥영역의 뇌경색·뇌출혈로 인한 경우가 많지만, 경수[頸髓]병변이 원인인 경우도 있다. 기타 질환으로는 다발성경화증, 뇌종양(교아종 혈관종 상의종[上衣腫]) 등이 있다.
- 말초성 병변의 원인으로는 횡격신경 미주신경 교감신경을 자극하는 흉강·복강내 병변이 있고, 질환으로는 간종양 횡격막하농양 폐렴 식도암 등이 있다.
- 약제성으로는 알콜, 스테로이드, 항정신병약, 항생제가 원인인 경우가 있다. 하지만 명백한 질환이 없더라도 딸국질을 일으키는 경우도 있어, 그 원인병태가 반드시 명확한 것은 아니다.

진료방침

- 먼저 딸꾹질의 원인 병태해명을 위해 서양의학적 검사, 특히 MR, CT를 시행하여 중추성 기질 장애 유무를 체크한다. 그 외 흉강·복강내 병변을 체크하고, 약제 검색 등을 통해 딸꾹질의 원인에 대한 감별진단을 시행한다.
- 치료는 딸꾹질 치료와 원인질환의 서양의학적 치료를 동시에 실시한다.

딸꾹질의 일반적 치료

- 일과성 딸꾹질은 크게 심호흡하여 숨을 참고 횡격막을 압박하는 방법이나 양치질, 냉수 마시기, 혀 당기기 등 코와 인두주위에 기능적인 자극을 가해 치료 할 수 있다. 이런 일반적인 방법은 예로부터 시행되었고 대부분 효과가 있다.
- 지속성, 난치성 딸꾹질에는 서양의학적 치료로 약물요법, 경막외 Block, 횡격신경 Block, 횡격막신경절제술 등을 시행한다.
- 양약으로는 유산아트로핀, 디아제팜, 강압약인 nifedipine, 경축에 사용하는 baclofen, 소화기능이상 개선약인 metoclopramide가 사용된다. 그렇지만, 효과가 일시적이며 치료가 만족스럽지 못하고 부작용도 있다.
- 경막외 block, 횡격신경 block도 효과는 일시적이며, 수기법도 쉽지 않다. 또한, 횡격신경절제술은 수술적 침습을 요한다.

한방처방의 적응, 선택(표 36)

- 심한 딸꾹질이 장기간 지속되면 수면장애, 호흡곤란, 식사와 대화장애가 발생한다. 난치성 딸꾹질치료의 제1 선택약으로 한약이 자주 사용된다. 한약은 부작용도 거의 없고, 딸꾹질에 대한 각종 한약의 치료효과에 관해서도 보고가 있다.
- 현재 엑기스제로 입수 가능한 한약은 虛證에 吳茱萸湯 麥門冬湯, 中間證에 芍藥甘草湯 半夏瀉心湯 柿蒂湯, 實證에는 調胃承氣湯 大柴胡湯 平胃散 등이 있다[1~4].

표 36. 딸꾹질에 대한 한방처방 선택

- 제 1선택약(證에 상관없이) → **작약감초탕**
- 작약감초탕이 효과가 없는 경우
  - 허증
    → **오수유탕 맥문동탕**
  - 중간증
    → **반하사심탕 시탕**
  - 실증
    → **조위승기탕 대시호탕 평위산**

난치성 딸꾹질의 한방치료(표 37)

芍藥甘草湯 [제1선택약]

- **구성약물: 芍藥 甘草**

- 芍藥甘草湯은 表裏寒熱虛實證에 상관없이 사용할 수 있고[2], 즉효성을 기대할 수 있어 자주 사용된다.
- 芍藥甘草湯은 芍藥과 甘草가 1:1 비율로 들어가며, 두 약재 모두 근육의 진경·진통 효과 및 중추 진정작용이 있다. 유효성분인 芍藥의 paeoniflorin이 Ca 이온의 세포내 유입을 억제하고, 甘草에 함유된 glycyrrhizic acid는 K 이온 배출을 촉진한다. 이 2가지 약재의 혼합효과로 신경근 시냅스의 아세틸콜린 수용체에 작용하여 근이완작용이 나타난다고 생각된다[5,6]. 말초에서의 근긴장 억제작용과 통각중추와 척수반사궁의 흥분을 억제하는 작용이 있기 때문에 횡격막 경련으로 인한 딸꾹질에 효과가 있다고 본다.
- 堤 등[7]은 뇌경색, 위암수술 후, 위점막하종양, 간암에 합병한 4례의 심한 딸꾹질에 1일 10~30g의 芍藥甘草湯 대량단독요법을 실시하였다. 이 때 특별한 부작용 없이 4례 모두 투약 6일 이내에 딸꾹질이 완전 소실되며 유효성이 높았다고 한다.
- 松本 등[4]은 52세 여성으로 원인이 확실하지 않은 딸꾹질을 하는 환자에게 양약 염산 아트로핀, 디아제팜, 니트라제팜, metoclopramide의 투약과 흉부경막의 Block, 흉곽신경 Block 등으로 치료하였으나 효과가 일시적이며 만족스럽지 못했다. 그래서 芍藥甘草湯 7.5g을 투약하자 투약 3일째부터 딸꾹질이 완전히 소실되고 재발도 없었다고 한다.
- 鈴木 등[8]은 심폐소생술 후, 위암 및 간암 수술 후, 심장판막수술 후 총 4증례에 제1선택약으로 芍藥甘草湯을 1일 5.0~9.0g 투여하였다. 그 결과, 2례는 효과가 좋았으나, 기타 2례는 효과가 없어 이들에게 吳茱萸湯 또는 麥門冬湯을 투약하여 좋은 효과를 얻었다고 한다.
- 丸田 등[9]은 만성신부전으로 인공투석을 하는 중에 발생한 난치성 딸꾹질에 횡격신경Block이 효과가 없는 경우에 芍藥甘草湯 1일 7.5g을 투여하였다. 1주 후 딸꾹질은 줄었고, 눈에 띄는 부작용도 없이 유효하였다고 한다.

표 37. 난치성 딸꾹질에 대한 주요 한방치료보고

보고자	발표년도	진단	한방처방	병용치료	증례수	유효율
松本 등[4]	1984	원인불명 딸꾹질 (위궤양수술후)	芍藥甘草湯 7.5g	(-)	1	저효
堤 등[7]	1986	뇌경색 간암 위암 위암 수술 후	芍藥甘草湯 10~30g	(-)	4	저효 : 4
鈴木 등[8]	1986	심정지소생후 위암 수술 후	芍藥甘草湯 5~9g	(-)	2	저효 : 2
		심장판막증수술 후	芍藥甘草湯 7.5g → 吳茱萸湯 7.5g	(-)	1	(무효) → 저효
		간암 수술후	芍藥甘草湯 5.0g → (吳茱萸湯 7.5g) → 麥門冬湯 7.5g	(-)	1	(무효) → (무효) → 저효
宮田 등[10]	1987	뇌종양 수술후 A-C 수술후 위루조설 수술후	芍藥甘草湯 5~7.5g	디아제팜, EAP	4	저효 : 4
大熊 등[11]	1994	난치성딸꾹질	芍藥甘草湯 7.5g 芍藥甘草湯 7.5g 芍藥甘草湯 7.5g	(-) EAP, PNB EAP, PNB	2 7 2	저효 : 2 유효 : 7 무효 : 2
丸田 등[9]	1995	만성신부전투석중	芍藥甘草湯 7.5g	(-)	1	유효
神尾[12]	1995	뇌혈관장애 후유증	芍藥甘草湯 2.5g	(-)	22	유효율 경구 : 68% 구강 : 88%
宮上	2008	뇌혈관장애 뇌좌상, 종양	芍藥甘草湯 7.5g	(-)	15	저효 : 80 % (10일 이내)
村松[13]	1993	뇌간경색	半夏瀉心湯 5.0g	(-)	1	저효
古川[14]	1993	뇌경색후유증 위내시경 후	半夏瀉心湯 5.0g	(-)	1	저효
薺藤 등[16]	2001	뇌신경외과질환 내과 정형외과질환	柿蔕湯	(-)	21	저효 : 8 유효 : 3

* PNB : 횡격막 신경 Block, EAP : 전기침 치료

- 宮田 등[10]은 수술 후에 심하게 딸꾹질을 하는 4례에 芍藥甘草湯 5.0~7.5g, 디아제팜 6mg 투약과 침치료를 병용하여 딸꾹질이 완전소실, 또는 증상이 경감되었음을 확인했다.
- 한편 大熊 등[11]은 양방 내과적 치료로 치유되지 않은 난치성 딸꾹질 11례에 芍藥甘草湯을 투여하고, 효과가 만족스럽지 못한 6례에는 횡격신경 Block 및 전기침치료를 병용하였다. 그 결과 2례는 芍藥甘草湯 단독치료로 딸꾹질이 소실되는 현저한 효과가 나타났다. 7례는 芍藥甘草湯 단독요법으로 딸꾹질이 경감했거나 芍藥甘草湯에 횡격신경 Block, 전기침치료를 병용하여 딸꾹질이 소실되어 유효하였다. 그 외 2례는 각종 치료에도 불구하고 딸꾹질이 소실되지 않고 효과가 없었다고 한다.
- 神尾[12]는 뇌혈관장애 후유증으로 인해 외래 통원 중인 환자 중, 딸꾹질이 반복되는 22례를 대상으로 芍藥甘草湯 2.5g을 경구 투여법과 구강내 투여법(입안에 芍藥甘草湯 2.5g을 머금고, 침으로 녹여 복용하는 방법)으로 나누어 치료효과를 비교하였다. 그 결과 유효율은 경구

투여법에서 68%, 구강내 투여법에서 88%로 후자에서 더 유효성이 높았고, 효과 발현까지의 시간도 빨랐다고 한다.

필자 경험 증례의 검토 : 중추성 질환에 합병한 난치성 딸꾹질

◈ 중추성 질환에 합병한 난치성 딸꾹질 15증례에 제1 선택약으로 芍藥甘草湯을 사용하였다. 15례의 연령은 56~83세(평균 66.5세), 성별은 남성이 14례, 여성이 1례로 대부분 남성이었다.

◈ 중추성 질환의 종류는 뇌간(교)경색이 4례, 뇌간(연수)경색 1례, 뇌경색(중대뇌동맥영역 또는 기저핵 lacune) 3례, 피각출혈 3례, 뇌실내출혈, 지주막하출혈 각각 1례, 뇌좌상, 뇌종양(교아종 수술 후) 각각 1례이었다.

◈ 딸꾹질이 반복되고 난치성으로 판단된 시점부터 芍藥甘草湯 7.5g을 세 번에 나누어 7일간 경구투여하고 딸꾹질의 상태를 관찰하였다. 7일 이상 딸꾹질이 지속되는 경우에는 계속 투여하였다.

◈ 치료효과는 芍藥甘草湯을 투여 개시하고 몇 시간 후부터 1일 이후까지 딸꾹질이 감소 또는 소실하였다. 투여 후 4일에서 7일까지는 딸꾹질 15례 중에 8례(53%)에서 증상이 소실되었고, 7일 이후에는 12례(80%)가 완전소실, 10일 이후에는 모든 증례에서 소실되어 유효성이 높았다. 그리고 芍藥甘草湯에 의한 부작용은 특별히 확인되지 않았다.

[증례 1] 60대 남성 : 난치성 중추성 딸꾹질

진단 : 뇌간경색(우연수외배측), 좌측추골동맥협착
2005년 10월 하순부터 두통, 보행 장애를 호소하여 다음날 내원하였다. 신경학적으로 우안검하수, 우안구하방전위, 안진, 쉰 목소리, 연하장애를 확인하였다. MRI에서 우측 연수 외측부에 경색소견이 확인되었고, MRA에서는 좌측 추골동맥협착이 확인되었다.
입원 후 경과는 입원 2일째부터 딸꾹질이 계속되어 염산 아트로핀 등을 사용했으나 효과는 일시적이었다.
따라서 연하장애 때문에 비강을 통해 위관 튜브를 삽입하여 芍藥甘草湯 7.5g을 3번으로 나누어 주입하였다. 투여 5일 후부터 딸꾹질은 간헐적으로 나타났고 명백히 감소하였다. 6일 후에는 딸꾹질이 완전히 소실되었다.

[증례2] 70대 남성 : 난치성 중추성 딸국질

진단 : 뇌간경색(우교), 뇌저동맥폐색, 만성 뇌경색(좌)
만성 뇌경색으로 원래 우측 편마비, 실어증이 있었으나 2007년 9월 하순부터 일어나지 못하고, 누워 지냈다. 누워 지낸 지 9일째 아침부터 의식장애가 발생하여 입원하였다. MRI에서는 우측 교뇌 경색이 확인되고, MRA에서는 뇌저동맥이 기시부부터 폐색된 것이 보였다.
입원 후의 경과는 입원 8일째부터 가끔 딸꾹질을 하기 시작하여 입원 10일째부터 딸꾹질이 지속되었다. 그날부터 芍藥甘草湯 7.5g을 투약하였다. 2일 후에는 딸꾹질이 있긴 했으나 바로 멈추고, 그리고 2일 이후에는 완전 소실되었다.

그 외 한방치료

半夏瀉心湯

- **구성약물: 半夏 黃連 黃芩 乾薑 人參 大棗 甘草**
  - 村松[13]는 딸꾹질에 사용하는 한약으로 그렇게 허약한 사람이 아닌 경우 제1선택약으로 半夏瀉心湯을 추천한다. 전 일본 총리 吉田씨의 딸꾹질 치료에도 사용되었다.
  - 半夏瀉心湯은 半夏 黃連 黃芩 乾薑 人參 大棗 甘草 7가지 약재로 구성된다. 半夏는 상부 소화관 배설항진 작용이 있어 心窩部의 막힘·오심 등에 유효하며, 甘草는 위운동기능을 개선하는 작용이 있다.
  - 村松[13]는 연수외측증후군이 원인인 딸꾹질에 clonazepam을 투약하였는데 효과가 없어 半夏瀉心湯 5.0g을 사용하여 딸꾹질이 소실된 예를 보고하였다.
  - 吉川[14]는 뇌경색 후유증 환자의 위내시경 검사 후에 발생한 난치성 딸꾹질, 기관지천식으로 삽관 후·발관하고 경구 섭취를 개시하며 발생한 딸꾹질에 半夏瀉心湯 5.0g을 처방하여 증상을 소실시켰다고 한다.

吳茱萸湯

- **구성약물: 吳茱萸 人參 生薑 大棗**
  - 鈴木 등[8]은 딸꾹질 치료의 제1선택약인 芍藥甘草湯을 사용하여 효과가 없는 경우에 吳茱萸湯 또는 麥門冬湯을 투약하였다.
  - 寒·陰證, 전신상태가 좋지 않고, 손발의 순환장애가 있어 발생한 딸꾹질에는 吳茱萸湯이 좋다. 특히 吳茱萸湯은 위 기능이 저하되고 평활근 긴장도가 상승되어 있거나, 연동운동이 불충분하여 유문 통과도 나쁘

고, 순환상태도 나쁜 상황에서 한랭자극으로 위내압이 상승하여 발생하는 구토·딸꾹질 등에 유효하다.

- 吳茱萸湯은 吳茱萸 人參 生薑 大棗 4가지 약재로 구성된다. 吳茱萸는 소화관 순환을 촉진하며, 평활근 긴장을 저하시키고 연동 운동을 억제하여 진경[鎭痙], 진통, 制吐작용이 있고 소화관 내의 수분을 혈중으로 흡수시킨다. 생강에도 제토작용과 散寒효능이 있는데 吳茱萸와의 배합을 통해 制吐작용이 강화된다. 大棗에도 鎭痙작용이 있고, 人參 大棗는 소화흡수를 도우며, 전신 기능을 개선한다. 특히 노인들의 딸꾹질은 냉해서 발생하는 경우가 많아 吳茱萸湯이 효과가 좋다.
- 久保田[15]는 陰證의 딸꾹질 2례에 吳茱萸湯 5.0g을 투약한 치험례를 보고했다.

麥門冬湯

- **구성약물: 麥門冬 半夏 大棗 甘草 人參 粳米**
  - 麥門冬湯은 구갈, 목 건조감, 딸꾹질 등 胃陰虛 증후에 원기가 없고, 피로를 잘 느끼고, 숨이 차는 등의 氣虛증후, 곧 肺·胃氣虛를 개선하는 처방이다. 전신적 기능저하를 동반한 딸꾹질에 유효하다.
  - 鈴木 등[8]은 간암 수술 후에 딸꾹질이 발생한 증례에 芍藥甘草湯 吳茱萸湯을 사용하였으나 효과가 없어 麥門冬湯 7.5g으로 변경한 후 하루 만에 딸꾹질이 소실되었다고 하였다.

柿蒂湯

- **구성약물:** 柿蒂 **生薑 丁香**
  - 이전부터 딸꾹질의 민간요법으로서 감꼭지 전탕액을 이용하였다. 柿蒂湯은 柿蒂 生薑 丁香 3가지 약재로 구성되고, 엑기스 제제는 고타로한방제약에서 시판하고 있다.
  - 난치성 딸꾹질에 유효하며, 특히 중추성장애가 원인인 딸꾹질에 유효하다. 柿蒂의 주성분은 triterpenoid 성분과 포도당, 과당 등이다. 약리작용으로는 실험적 검토에서 항경련작용이 있다고 밝혀졌다.
  - 齊藤 등[16]은 기질적 이상으로 인한 난치성 딸꾹질 환자 21례에 柿蒂湯을 투여한 결과에 대해 보고하였다. 21례 중에 저효 8례, 유효 3례, 약간 유효 2례, 무효 8례로서 유효율(유효 이상)은 52.4%이었다. 유효 이상의 11례 중에 8례는 柿蒂湯 단독요법으로 투여 후 몇 시간 후부터 2일 이내에 딸꾹질이 소실되었다.

>> 참고문헌

1) 藤平　健，小倉重成：漢方概論，pp. 176-178，創元社，大阪，1981
2) 伊藤　良，山本　巌：中医処方解説，pp. 76-221，医歯薬出版，東京，1982
3) 山田光胤：漢方処方応用の実際，pp. 99-182，南山堂，東京，1979
4) 松本美知子，松本延幸，丸野仁久，他：芍薬甘草湯が奏効した横隔膜痙攣の1症例について．ペインクリニック 5：49-52，1984
5) 森本昌宏，古賀義久：芍薬甘草湯．臨床麻酔 29：1365-1367，2005
6) 木村正康：漢方方剤による病態選択活性の作用機構；蒼朮成分からACh受容体脱感作促進物質の薬理学的発見．代謝 9：9-35，1992
7) 堤　美千代，菊地秀樹，紹野繁雄，他：芍薬甘草湯が有効とおもわれた吃逆の4症例．診断と治療 74：1469-1472，1986
8) 鈴木純二，義元徳祥，西村清司，他：手術後およびICUにおいて発生した横隔膜痙攣（吃逆）に対する和漢薬の使用経験．ペインクリニック 7：455-457，1986
9) 丸田秀郎，高野修身，張替真理子，他：慢性腎不全患者の難治性吃逆に芍薬甘草湯が有効であった1例．ペインクリニック 16：757-758，1995
10) 宮田章正，宮原　孝，若山茂春，他：頑固な吃逆に対する芍薬甘草湯と針治療の併用．ペインクリニック 8：364-366，1987
11) 大熊康裕，多保悦夫，湖城　均，他：吃逆に対する芍薬甘草湯の効果．ペインクリニック 15：771-772，1994
12) 神尾正巳：吃逆，ひらめ筋攣縮に対するツムラ芍薬甘草湯の口腔内投与の有効性．脳神経外科と漢方　講演記録集（日本脳神経外科漢方医学会　編）1：40-41，2003
13) 村松真一：半夏瀉心湯投与後，吃逆が消失した延髄外側症候群の1例．日本東洋医学雑誌 44：37-41，1993
14) 古川誠一：吃逆に対する半夏瀉心湯の効果．漢方診療 12：32-33，1993
15) 久保田富也：呉茱萸湯による吃逆治験．日常診療に役立つ「漢方診療」1：46-49，1982
16) 齊藤幹央，宇野勝次，穂本田吉，他：難治性吃逆における柿蔕湯の臨床効果．医療薬学 27：29-32，2001

有痛性 근경련 15

| 요점 |

1. 유통성 근경련(muscle cramp)은 갑자기 발생하는 동통을 동반하는 근수축을 말한다. 이것은 불수의적이며 국한성, 지속성으로 나타난다. 다른 근육에도 유통성 근경련이 일어나지만 대부분은 하지의 비복근에서 발생하며 이를 비복근 경련이라고 한다. 비복근 경련은 일반적으로, 야간 수면 중 격렬한 통증과 함께 발생하고, 자주 발생하면 수면장애에 빠지며, 다음날 근육통이 생겨 일상생활에 지장을 초래한다. 지속시간은 대개 수분 정도이다.
2. 유통성 근경련의 발생 메커니즘은 아직까지 명확히 밝혀지지 않았다. 심인성·혈관장애성·근원성·중추성 등을 생각할 수 있으나, 현재로서는 말초신경계설이 가장 유력하다.
3. 유통성 근경련에 대한 치료 효과는 양약보다 한약 치료에서 좋다. 예로부터 芍藥甘草湯을 제1선택약으로 사용하였고, 그 유효성을 보여주는 보고가 다수 존재한다.

대표적 한방처방

1. 芍藥甘草湯　2. 牛車腎氣丸　3. 柴苓湯

기초질환별에 의한 분류

- Layzer & Rowland[1]는 유통성 근경련의 발생 메커니즘에 대해 갑작스러운 척수전핵운동신경세포의 흥분으로 인한 반사궁의 자극이 원인이라고 추정하고 있다. 전기생리학적으로도 다수의 척수전핵세포에 고빈도(300/초)의 자발성 발화가 확인되었다. 한편 근경련에 나타나는 통증은 어떤 대사산물의 축적이나 부분적 허혈에 의한다고 생각된다.
- 비복근 경련은 건강한 사람이 과격한 운동을 할 경우에도 발생한다. 이것은 전해질대사의 불균형과 동일 근육의 반복적 사용에 의해 신경말단의 활동성이 상승하기 때문이다. 또한 발한, 설사 등 탈수 시 급성 세포외액 저하상태에서 발생하는 경우가 있다. 임신 후기에는 약 50%의 임산부가 비복근 경련을 경험한다고 하는데, 순환동태의 변화·신경압박·칼슘과 마그네슘의 저하가 관여된다고 본다. 그밖에 유통성 근경련이 자주 일어난다면 다음과 같은 기초질환의 합병을 의심하여 정밀검사를 시행하도록 한다.

신경질환(운동신경원질환과 말초신경질환)에 동반하는 유통성 근경련

- 운동신경원질환의 과잉흥분과 운동 축삭의 이상반복발사의 증가 등에 의해 발생한다고 한다. 운동신경원질환(근위축성측삭경화증 + 척수성근위축증)의 60%, 말초신경장애환자의 20%에서 체간근, 상지근에 유통성 근경련이 일어난다[2].

뇌혈관장애에 동반하는 유통성 근경련

- 장기적 뇌혈관장애 외래환자의 비복근 경련의 발현빈도를 보면 角谷[3]는 25%, 阪本 등[4]은 22%라고 보고하였으며, 비교적 다양한 합병증이 있다고 한다. 하지만 뇌혈관장애환자에 특히 많은 것에 대한 이유는 밝혀져 있지 않다.

요부척추관협착증, 추간판탈출증에 동반하는 유통성 근경련

- 村上[5]는 비복근 경련 때문에 정형외과의 외래진료를 받은 환자가 많은데, 37례의 비복근 경련 환자 중에 21

례가 요부척추관협착증, 5례는 추간판탈출증이고, 이 중 73%는 좌골신경자극증상이 주소였다고 한다. 高雄 등[6]도 요부척추관협착증에 합병한 21례의 비복근경련을 보고하였다.

내과질환에 동반하는 유통성 근경련

- 유통성 근경련을 일으킬 가능성이 높은 내과질환으로는 당뇨병 · 혈액투석 · 간경변이 있다.

① 당뇨병

- 당뇨병의 경우, 운동요법시에 비복근 경련이 일어나기 쉽다. 당뇨병 환자는 약 30%라는 높은 비율로 유통성 근경련을 수반한다. 당뇨병의 합병증이 심할수록 근경련이 나타나는 빈도도 높아 건강한 사람의 6배 이상이라고 한다. 근경련의 원인으로는 Ca, Mg 등 전해질 이상을 들 수 있는데, 당뇨병에서는 혈중 Mg 농도가 낮다는 보고도 있지만, 유통성 근경련이 당뇨병에 많이 나타나는 원인에 대해서는 아직 밝혀지지 않았다.

② 혈액투석

- 혈액투석을 받는 환자는 종종 유통성 근경련이 생긴다. 혈액투석의 여과속도가 빠른 경우, 除水가 많을 때에 나타나며, 그 빈도는 20%나 된다고 한다[8]. 원인에는 혈장농도의 증가, 저나트륨혈증, 저칼슘혈증, 조직의 저산소, 카르니틴 결핍 등이 있다.

③ 간경변

- 간경변에서도 종종 유통성 근경련이 일어나는데, 간경변의 40~88%에서 발현한다는 보고가 있다[9]. 간경변 stage가 진행될수록 그 빈도도 높아진다. 원인으로는 이뇨제 복용 중에 많이 발생하고, 순환혈액량의 저하가 관련된다는 보고가 있다.

전해질 이상에 의한 유통성 근경련

- Na Ca K Mg 등 전해질 이상으로 유통성 근경련이 일어난다.

열성 경련

- 고온환경에서 힘든 작업 등으로 땀을 많이 흘려, 그 땀으로 인해 상실된 수분을 물로 보충할 때 잘 나타난다고 한다.

가족성(유전성) 유통성 근경련

- McArdle병(전신 유통성근경련), Isaacs 증후군(말초신경운동섬유의 지속적 흥분으로 인한 근경련, myokimia가 발생), Stiffman 증후군(지속성 · 전신성 · 유통성 근경련이 발생하는 질환) 등이 있다.

유통성 근경련의 치료

일반적 치료(응급처치)

- 비복근 경련이 발생하면 길항근인 대퇴삼두근을 수동적으로 신전시킨다. 즉, 슬관절 신전상태에서 족관절을 배굴시킨다. 또한 이환근 마사지를 말초에서 중추쪽으로 시행하는 것도 효과가 있다.

양약 치료

- 기존에 사용하던 양약으로는 kinine, 각종 비타민제(비타민 B 복합제, 비타민 E), 구연산 마그네슘, 구연산 칼륨, 구연산 나트륨 복합체, 칼슘 길항약, 항전간약(Carbamazepine, Phenytoin), 아미트립트린 등 항우울약 등이 보고되었다. 그렇지만, 모두 유용성은 확립되어 있지 않고, 오히려 부작용이 문제가 되는 약제도 있어 추천할만한 것이 없다.

한방치료

- 예로부터 芍藥甘草湯이 제1선택약으로 이용되었고, 그 유효성에 대해서는 다수의 보고가 있다. 이밖에 抑肝散 柴苓湯 牛車腎氣丸 八味地黃丸 등을 이용한다.

표 38. 유통성 근경련에 대한 주요 한방치료 보고

보고자	발표년도	기초질환	한방처방	투여량/기간	증례수	유효율
阪本 등[4]	1995	뇌혈관장애 후유증	작약감초탕	2.5g/일/4주	6	유효 : 5 (저효~경도)
小黑 등[12]	2005	뇌혈관장애 후유증	작약감초탕	2.5g/일/2주	6	저효 : 5
村上[5]	2000	요부척추관협착 추간판탈출	작약감초탕	2.5g/頓用 ; 13례 5.0~10g/일 ; 24례	37	유효 : 36
高雄 등[6]	2004	요부척추관협착	작약감초탕	7.5g/일/2주	21	유효 : 19
熊倉 등[13]	2000	혈액투석	작약감초탕	2.5g/頓用	61	저효 : 54
佐藤 등[14]	2000	혈액투석	작약감초탕	2.5g/頓用 2.5g/예방투여	13 6	저효 : 90.9% 저효 : 3
室賀 등[15]	1995	혈액투석	작약감초탕	2.5g/예방투여	5	유효 : 2 유효 : 2
熊田 등[11]	1999	간경변	작약감초탕 Placebo	7.5g/일/2주 7.5g/일/2주	52 49	유효 : 67.3% 유효 : 37.5%
森 등[16]	1996	간경변	작약감초탕	2.5g or 7.5g/일	20	저효 : 11 유효 : 9
三浦[17]	1999	당뇨병성 신경장애	작약감초탕	2.5g~7.5g/일/4주	12	저효 : 67% 유효 : 100%
吉田 등[18]	1995	당뇨병	작약감초탕 염산에베조린	7.5g/일/4주 150mg/일/4주	10 5	유효 : 90% 유효 : 60%
西澤 등[19]	2000	간경변	우차신기환 작약감초탕	90mg/kg/일/12주 50mg/kg/일/12주	38 37	유효 : 60.5% 유효 : 40.5%
中尾 등[20]	1993	만성간질환	시령탕	5.4~8.1g/일/2주	7	유효 : 6

TJ-68; 쯔무라제약회사의 작약감초탕 엑기스 과립

한약을 이용한 유통성 근경련의 치료(표 38)

芍藥甘草湯 [제1선택약]

- **구성약물: 芍藥 甘草**

▸芍藥甘草湯은 芍藥과 甘草를 같은 양으로 배합한 한약에서 추출한 엑기스를 과립 제형으로 제작한 것으로 주성분은 芍藥의 peoniflorin과 甘草의 glycyrrhizin이다. 甘草는 단독으로 사용하거나 또는 芍藥 외에 다른 약과 조합함으로써 진정작용이 있고, 혹은 눈에 띄지는 않지만 芍藥과의 조합을 통해 강력한 진경·진통작용이 있다고 알려져 있다. 골격근 및 평활근의 급격한 경련성 동통에 사용되고, 적응병태로는 비복근 경련·소화관·담도·요로 등의 疝痛, 과로성근육통 좌골신경통 항부통 등이 있다.

① 芍藥甘草湯의 작용기전

▸芍藥甘草湯의 유통성 근경련에 대한 치료효과의 작용기전은 芍藥甘草湯이 신경전달물질로서 작용하는 국소의 전해질을 변화시키는 것에 있다고 본다. 즉, 芍藥甘草湯의 성분이 가지는 세포내외에서 K 이온 유출을 촉진시키고, Ca 이온의 유입을 억제하는 작용에 의한 이완작용을 작용기전의 하나로 생각하였다[10].

▸芍藥의 주성분인 peoniflorin은 말초혈관 확장작용을 통해, 말초혈류량 증가를 촉진시킨다고 한다. 芍藥甘草의 두 성분이 공존함으로써 근이완작용은 그 상승효과를 통해 현저한 아세틸콜린 전위의 진폭을 억제하는 효과가 있다고 한다.

② 투약법과 부작용

- 芍藥甘草湯의 투약법은 대개 芍藥甘草湯 엑기스제제 6.0~7.5g을 1일 세 번에 나누어 또는 1~2포를 야간, 취침 전 등에 복용한다. 장기간 투약할 경우에는 부작용이 나타날 수도 있기 때문에 신중해야 한다. 가능하면 장기간 투약은 피하고, 일시적 투약 또는 효과가 보이면 투약량을 서서히 줄여가는 것도 검토한다.
- 芍藥甘草湯을 장기간 복용하면 때로 부작용인 혈중 K 농도를 낮추는 작용으로 인해 가성알도스테론증을 일으키는 경우가 있다. 이 기전은 甘草의 주성분인 glycyrrhizin의 대사물질이 신뇨세관에서 Na 이온, Cl 이온 및 수분의 재흡수를 촉진하여 K 이온 배설을 증가시키는 것이다. 이로써 저칼륨혈증, 혈압상승, 부종이 발생하고, 레닌-안지오텐신-알도스테론계가 억제되어 가성 알도스테론증이 발생한다. 이밖에 Myopathy, 울혈성 심부전, 심실세동, 심실빈맥 등이 발생한다. 따라서 투약 전부터 저칼륨혈증, Myopathy, 가성알도스테론증이 있을 때에는 사용해서는 안 된다.
- 熊田 등[11]은 간경변에 동반된 근경련 58례를 대상으로 芍藥甘草湯 치료의 안정성에 대해 검토하였다. 그 중 14.3%에서 주로 가성 알도스테론혈증으로 인한 부작용이 확인되었으나, 대조군과 유의한 차는 없었다고 한다. 한편 森 등은 20례의 간경변에 나타난 비복근 경련에 芍藥甘草湯 7.5g을 투약하여 3개월간 관찰한 결과 부작용은 없었다고 하였다.

③ 기초질환별로 살펴본 芍藥甘草湯의 주요 치료 보고

뇌혈관 장애

- 阪本 등[14]은 외래치료 중인 뇌혈관장애 후유증 환자 50례 중에서 비복근 경련의 출현빈도는 11례(22%)로, 그 중 6례에 芍藥甘草湯 엑기스 과립을 4주간 복용시켜 5례가 개선되었고 그 유효성을 확인했다. 하지만 1례에서 부작용인 가성 알도스테론증이라 여겨지는 부종, 쉬이 피로감이 나타나 복용을 중지시켰더니 소실되었다.
- 小黑 등[12]은 뇌혈관 장애 후유증의 비복근 경련에 芍藥甘草湯을 매일 취침전 2.5g씩 2주간 투약한 결과 6례 중 5례에서 현저한 개선이 보였다고 한다.

요부척추관협착증, 추간판 탈출증

- 村上[5]는 좌골신경 자극증상을 보이는 요부척추관협착증, 추간판 탈출증 등 정형외과영역 질환에 나타나는 유통성 근경련 37례에 芍藥甘草湯 2.5g을 頓服, 또는 5.0~10.0g을 투여하여 치료하였다. 그 결과, 치료효과는 속효성으로 36례에서 유효하였고, 환자들의 만족도가 높았다고 한다. 부작용은 장기간 7.5g 투여를 시행한 2례에서 가성 알도스테론증이 발생하였다.
- 高雄 등[6]은 요부척추관협착증에 나타난 유통성 근경련 21례에 芍藥甘草湯 7.5g을 세 번으로 나누어 투약하며 2주간 관찰하였다. 그 결과 19례에서 유효, 또는 확실한 효과를 보였고, 그 중 12례는 투약 후 3일 이내에 효과가 있었다. 부작용은 1례에서 어지러움증을 보인 것 외에는 없었다.

혈액투석

- 熊倉 등[13]은 혈액투석 중에 발생한 61례의 유통성 근경련에 芍藥甘草湯 엑기스 2.5g을 투약하여, 54례(88.5%)에서 투약 후 5분 전후에 즉효성으로 유통성 근경련이 소실되었다고 한다. 경련 발생 부위는 대부분(86.9%) 하지였다.
- 佐藤 등[14]은 만성 혈액투석 환자 78례에서 근경련이 발생한 48례 중 6례에 투석개시시에 芍藥甘草湯 엑기스 과립 2.5g을 예방 투여하였다. 그 결과, 근경련 빈도가 감소하고, 통증도 visual analogue scale 평가에서 유의하게 감소하였다고 한다. 유통성 근경련을 일으킨 13례(22회)에 芍藥甘草湯을 頓服 투여하였을 때에는 복용 후 3분만에 즉효성으로 90.9% 동통이 소실하였다고 한다.
- 室賀 등[15]은 투석 중에 하지의 근경련을 빈번히 호소한 환자 5례에 투석 개시전 芍藥甘草湯 엑기스 과립 2.5g을 예방적으로 투약하였다. 그 결과, 유효 2례, 약간 유효 2례, 무효 1례였으며, 부작용도 없어 유효한 예방적 치료라고 하였다.

간경변

▸ 熊田 등[11]은 간경변에 보이는 유통성 근경련 환자 101례를 대상으로 芍藥甘草湯 투여군 52례와 플라세보군 49례 2군으로 나누어 芍藥甘草湯의 유효성과 안전성을 검토하였다. 芍藥甘草湯 엑기스 과립 7.5g을 세 번으로 나누어 14일간 투약하며 관찰하였다. 그 결과 근경련 개선율은 플라세보 군에서 37.5%, 芍藥甘草湯 군에서는 67.3%로 나와 芍藥甘草湯은 근경련 치료에 유효하며 안정성을 갖춘 약제라고 결론지었다.

▸ 森 등[16]도 간경변에 발생한 비복근 경련 20례에 芍藥甘草湯 7.5g을 계속 투약(4례), 또는 頓用 투약(16례)한 결과, 저효 11례, 유효 9례로 부작용은 없었다고 하였다.

당뇨병

▸ 三浦[17]는 당뇨병성 신경장애로 인한 유통성 비복근경련 환자 12례에 芍藥甘草湯 2.5~7.5g/일을 투약하였다. 4주 후에 비복근 경련은 67% 소실되었고 전반적 유용도는 100%로 안정성에서도 문제가 없었다고 한다.

▸ 吉田 등[18]은 당뇨병에 나타나는 유통성 근경련 15례에 봉투법으로 芍藥甘草湯 엑기스 과립 7.5g/일 투여군(10례)과 근긴장개선약인 염산 에베리존 150mg/일 투약군(5례) 2군으로 나누어 4주간 연속 투여하였다. 2군의 개선도는 芍藥甘草湯 군에서 개선 이상이 90%, 염산 에베리존 군에서 60%로 나와 芍藥甘草湯이 훨씬 더 유효함을 보여주었다.

[증례] 60대 여성 : 유통성 근경련(비복근 경련)

진단 : 뇌종양 수술 후(類上皮腫), 증후성 전간

2003년 3월에 두통이 발생하고 대뇌반구 정중부에 큰 뇌종양이 발견되어 같은 해 4월에 수술(종양아전적출술)을 받았는데, 특별히 신경탈락장애 없이 경과가 양호하였다. 2007년 6월경부터 가끔씩 양 하지(하퇴>대퇴부)에 유통성 근경련이 나타났고, 비오는 날 등 날씨가 나쁠 때에 더욱 빈발했다. 좌측보다 우측 하지가 훨씬 심했다. 6월 중순부터 芍藥甘草湯 7.5g을 세 번으로 나누어 복용하기 시작하였다. 투약 개시 후부터 유통성 근경련은 거의 소실되었고, 10월에는 하지의 근경련이 완전히 소실되었다. 11월에는 투약하지 않아도 근경련은 발생하지 않았다.

기타 한방치료

▸ 芍藥甘草湯 단독으로 효과가 없는 경우에는 抑肝散을 병용하면 좋다고 한다. 그밖에 간경변에 나타나는 유통성 근경련에 柴苓湯과 八味地黃丸으로 치료하고, 또한 甘草乾薑湯 芍藥甘草附子湯 苓薑朮甘湯 등으로 치료한다는 보고도 있다.

牛車腎氣丸

- **구성약물: 地黃 山茱萸 山藥 澤瀉 茯苓 牧丹皮 桂皮 附子 牛膝 車前子**

  ▸ 牛車腎氣丸은 지황류에 속하는 처방으로 주요 작용은 신장작용 강화시켜 소변량을 증가시키는 작용이다. 牛車腎氣丸은 유통성근경련 당뇨병성 신경염 요통 전립선비대증 백내장 골다공증 등 치료에 이용되는데, 그밖에도 순환상태 당대사개선 이뇨작용 등의 약리작용이 있다고 한다.

  ▸ 西澤 등[19]은 간경변에 나타나는 유통성 비복근 경련 75례에 牛車腎氣丸 90mg/kg/일 투여군인 A군(38례)과 芍藥甘草湯 50mg/kg/일 투여군인 B군(37례)으로 나누어 12주간 투여하며, 다시설 무작위 추출화 비교시험을 통해 두 약제의 치료효과를 검토하였다. 유효율(저효 + 유효)은 A군은 60.5%, B군은 40.5%로 牛車腎氣丸이 의미있게 유효하였고, 부작용과 임상검사치의 이상도 없어, 牛車腎氣丸이 효과가 뛰어났다고 밝혔다.

柴苓湯

- **구성약물: 柴胡 澤瀉 半夏 蒼朮 大棗 豬苓 人參 茯苓 甘草 桂皮 生薑**

  ▸ 柴苓湯은 小柴胡湯과 五苓散의 합방으로 단백·지방대사 이상 및 수분·전해질 이상의 보정을 통해 근개선작용을 기대할 수 있는 약제이다.

  ▸ 中尾 등[20]은 만성 간질환에 동반하는 유통성 근경련 7례에 간기능장애와 水毒 개선을 위하여 柴苓湯으로 치료하였다. 7례에 柴苓湯 5.4~8.1g/일을 2주간 투약하여 6례에서 유통성 근경련이 개선(유효)되었고, 그 중 3례는 완전 소실되었다. 부작용으로 1례에서 전신

권태감을 호소하였는데, 일시 중지한 후 증상이 소실되었고, 그 이후 頓用 투약으로 충분한 효과를 얻었다.

>> 참고문헌

1) Layzer RB, Rowland LP : Cramps. N Engl J Med 285 : 31-40, 1971
2) 桑原　聡, 服部孝道 : 筋電図の臨床, 運動ニューロン疾患, ニューロパチーにおける muscle cramp と persistent Na + conductance. 臨床脳波 45 : 303-307, 2003
3) 角谷増喜 : 痙攣, こむら返りと漢方. 漢方医学 17 : 189-199, 1993
4) 阪本次夫, 星野昌伯 : 脳血管障害者の腓腹筋痙攣に対する芍薬甘草湯エキス顆粒の効果. 日本東洋医学雑誌 45 : 563-568, 1995
5) 村上元庸 : 整形外科領域における有痛性筋痙攣（いわゆるこむらがえり）に対するツムラ芍薬甘草湯の治療効果. Nikkei Medical No 277 : 190-191, 2000
6) 高雄由美子, 森川　修, 真田　鼎, 他 : 痛みと漢方 14 : 62-65, 2004
7) 北岡治子, 他 : 糖尿病患者にみられる有痛性筋痙攣（こむらがえり）の特徴. 糖尿病 34 : 865-871, 1991
8) Chou CT, Wasserstein A, Schmacher HR, et al : Musculo-skeletal manifestations in hemodialysis patients. J Rhematol 12 : 1149-1153, 1985
9) Konikoff F, Theodor E : Painful muscle cramps. A symptom of liver cirrhosis? J Clin Gastroenterol 8 : 669-672, 1986
10) 木村正康 : 漢方方剤による病態選択活性の作用機序. 代謝 29（臨時増刊号）: 9-33, 1992
11) 熊田　卓, 熊田博光, 与芝　真, 他 : TJ-68 ツムラ芍薬甘草湯の筋痙攣（肝硬変に伴うもの）に対するプラセボ対照二重盲検群間比較試験. 臨床医薬 15 : 499-523, 1999
12) 小黒浩明, 松井龍吉, 河野直人, 他 : こむらがえりには芍薬甘草湯. 治療増刊号 87 : 1215-1217, 2005
13) 熊倉美由貴, 兵頭　透, 冨満江梨子, 他 : 血液透析患者の筋痙攣に対する芍薬甘草湯の即効性. 透析ケア 6 : 75-79, 2000
14) 佐藤節子, 平良隆保, 兵頭　透, 他 : 慢性血液透析患者の筋痙攣に対する芍薬甘草湯の劇的な効果. 泌尿器外科 13 : 221-227, 2000
15) 室賀一宏, 松井則明 : 透析患者の下肢の筋痙攣に対する芍薬甘草湯の使用経験. 日本東洋医学雑誌 46 : 467-469, 1995
16) 森　能史, 太田正治, 酒井基成, 他 : 肝硬変に伴うこむら返りに対する芍薬甘草湯の効果. 日本臨床内科医会会誌 11 : 204-207, 1996
17) 三浦義孝 : 糖尿病性神経障害による有痛性筋痙攣（こむら返り）に対する芍薬甘草湯の効果. 日本東洋医学雑誌 49 : 865-869, 1999
18) 吉田麻美, 北岡治子, 増井義一, 他 : 糖尿病患者における有痛性筋けいれん（こむら返り）に対する芍薬甘草湯の効果の検討. 神経治療学 12 : 529-533, 1995
19) 西澤芳男, 西澤恭子, 雨森保憲, 他 : 牛車腎気丸と芍薬甘草湯の肝硬変患者の有痛性こむら返りに対する鎮痛効果と安全性 : 多施設無作為抽出, 比較試験による効果の検討. 痛みと漢方 10 : 13-17, 2000
20) 中尾昌弘, 平野東桓, 平谷定彦, 他 : 慢性肝疾患とくに肝硬変にみられる硬直性有痛性筋痙攣（こむら返り）に対する柴苓湯の使用経験. 日本東洋医学雑誌 43 : 539-544, 1993

신경인성 방광에 의한 배뇨장애 16

| 요점 |

1. 배뇨중추 및 하부요로의 지배신경로 장애로 인한 배뇨장애를 신경인성방광이라 부른다. 이들 신경을 지배하는 대뇌피질, 교뇌, 척수, 마미신경, 말초신경 어느 부위의 장애가 발생하더라도 배뇨장애는 생길 수 있다.
2. 신경인성 방광의 문제점은 다음과 같다. ① 특히 뇌혈관 장애의 재활치료에서 배뇨장애의 관리 및 간병이 중요한데 그 이유는 Foley catheter의 삽입이 재활에 방해가 되기 때문이다. ② 배뇨장애로 인해 다량의 잔뇨가 생기면 요로감염의 원인이 되며, 고압배뇨로 인해 신기능장애가 발생한다. ③ 축뇨장애 때문에 요실금이 생긴 환자 및 간병인에게는 정신적, 육체적, 경제적 부담이 발생한다.
3. 신경인성 방광이 원인인 배뇨장애의 치료는 일반적으로 양약 약물요법을 선택한다. 배뇨장애에는 콜린작동약, α 수용체 차단약, 콜린에스테라제 억제약을 사용하고, 축뇨장애에는 항콜린약(항무스카린약)을 사용한다.
4. 하지만 양약으로는 치료가 어렵고, 부작용이 있는 경우에는 한방치료가 좋다. 한약은 부작용이 적고, 고령자에게도 사용가능하며, 병용하는 양약의 양을 조절하게 할 수도 있다.
5. 한방치료는 병태에 따라 달라지나, 八味地黃丸 牛車腎氣丸 猪苓湯 등을 사용하며, 그 유효성이 입증되었다.

대표적 한방처방

1. 八味地黃丸　　2. 牛車腎氣丸　　3. 猪苓湯

신경인성 방광의 발생기전

- 방광은 뇌, 척수, 말초신경의 지배하에 있고, 이들의 신경활동으로 축뇨와 배뇨가 이루어진다. 축뇨는 방광의 지각이 척수반사를 일으켜 실행된다. 즉, 하복신경(교감신경)에 의한 방광의 배뇨평활근 자체의 이완과 내요도괄약근의 수축, 음부신경(체성신경)에 의한 외요도괄약근의 수축에 의해 축뇨가 이루어진다. 한편 배뇨는 방광의 지각이 척수에서 뇌의 각 부위에 전달되고, 교뇌에 있는 배뇨중추가 흥분하여 그 원심로가 척수로 하강하여 仙髓부교감신경절전뉴런을 흥분시켜 방광의 배뇨평활근을 수축시킨다.
- 이처럼 배뇨반사는 척수-뇌간-척수반사로 이루어지나, 뇌간보다 상위의 중추도 배뇨반사에 관련이 있다. 특히 전두엽, 대상회, 대뇌기저핵이 배뇨반사를 일으키는 데에 억제적으로 작용한다고 생각된다.

신경인성 방광에 의한 배뇨장애(표 39)

- 배뇨장애에는 방광에 소변을 저장하는 축뇨기능 장애와 저장한 소변을 체외로 배설하는 배뇨장애가 있다. 그리고 이들이 복합된 병태로 나타나기도 한다.

배출장애

- 배출장애를 초래하는 중추성 질환으로는 뇌혈관장애, 다계통위축증, 인지증 등이 있고, 아울러 요부척추관협착증, 변형성 척추증, 전이성 척추종양에서는 마미신경장애로 인해 발생한다.
- 말초성 장애 원인질환으로는 당뇨병에 의한 말초신경장애, 광범위한 자궁적출술 후, 직장암의 Mile's 수술 후의 말초신경장애 등이 있다.

표 39. 신경인성 방광을 일으키는 주요 질환

뇌장애(뇌간보다 상위 중추 장애)
• 뇌혈관장애 뇌종양 뇌외상 인지증 다계통위축증 파킨슨병 뇌염 수막염
척수장애
• 척추관협착증 변형성척추증 척수손상 척수종양 척수염 척수혈관장애 다발성경화증 후종인대골화증 척추분리증

축뇨장애

▸ 축뇨장애의 대표 증상은 과활동성 방광이다. 절박성 요실금의 유무와 상관없이 빈뇨, 뇨의절박감이 있는 병태를 overactive bladder(과활동성 방광)라고 한다. 일반적으로 과활동성 방광 환자는 많은데, 일본의 40세 이상 인구 중에 12.4%에 이른다.

▸ 원인질환은 다양하다. 고령자에게 많은 신경인성 축뇨장애의 원인질환으로는 배뇨장애와 마찬가지로 뇌혈관장애, 파킨슨병, 인지증, 경흉부척추관협착증, 변형성척추증 등이 있다. 하지만 고령자에게는 전립선비대증과 신경인성 방광의 합병이 많다고 한다.

뇌병변의 위치와 배뇨장애

▸ Andrew & Nathan[1]는 배뇨장애를 일으키는 대뇌병변으로 대상회를 포함한 전두엽 전내측면의 뇌혈관장애와 종양으로 발생한다고 보고하였다. 그리고 Sakakibara 등[2]도 영상 분석에서 전두엽 전내측면, 측뇌실전각근방, 내포슬부 병변에서 배뇨장애가 많이 나타나며, 뇌혈관장애 환자 53%에서 배뇨장애가 나타난다고 한다. 배뇨장애로서는 야간빈뇨가 가장 많고, 다음으로 절박성 요실금, 尿閉가 많다고 한다.

▸ 소변 배출기능은 척수–뇌간–척수반사가 필수지만, 교뇌 피개의 청반핵 근방에 그 중추핵(교뇌 배뇨중추)이 있다. 최근 청반핵 근방의 국한성 병변 혈관장애, 종양, 뇌간뇌염, 다발성 경화증 때문에 축뇨·배뇨장애가 발생한다는 사실이 확인되었다.

신경인성 방광의 배뇨장애에 대한 치료 지침

▸ 뇌혈관장애의 방광기능에 미치는 영향은 발병 후 경과 시기에 따라 변화한다. 급성기에는 저활성형 경향이며, 尿閉가 되기도 한다. 만성기에서는 정상 또는 과활동성으로, 즉 빈뇨, 절박성 요실금을 호소하는 경우가 많다.

▸ 신경인성 방광의 원인 질환은 근본치료가 불가능한 경우가 많기 때문에 치료 방침으로 신기능의 보전과 요로감염의 예방이 중요하다. 배뇨장애의 병태에 따라서 저압으로 축뇨·배뇨를 실시하고, QOL 개선을 위해 노력해야 한다.

서양의학적 치료

▸ 기본적으로는 약물요법을 중심으로 보존적 치료를 한다. 하지만 배뇨장애로 인한 잔뇨에는 청결한 간헐적 자가 도뇨가 제1선택이다. 병태에 따라 유치 카테터를 사용한다.

양약 약물요법(표 40)

① 배출장애의 치료

▸ 약물치료로는 콜렌에스테라제 억제약인 distigmine, 콜린작동성 bethanechol, 전립선부요도압을 저하시키는 α 수용체 차단약으로 prazosin, terazosin, urapidil, tamsulosin, naftopidil 등을 사용한다. 이들은 기립성 저혈압이라는 부작용을 잘 일으키므로 주의해야 한다.

② 축뇨장애의 치료

▸ 축뇨장애는 방광의 이상수축으로 발생하는 경우가 많다. 방광 수축은 부교감신경종말에서 방출되는 아세틸콜린 방광 평활근의 무스카린성 수용체에 결합하여 일어나기 때문에 항콜린약은 방광의 이상수축을 억제하고 축뇨장애를 개선한다.

▸ 축뇨장애의 대표 증상인 과활동성 방광의 치료에는 항콜린약(항무스카린약)을 사용한다. 항콜린 약

표 40. 배뇨장애 분류에 따른 양약치료와 부작용

배뇨장애	작용장기	약제	부작용
축뇨장애 (요실금)	방광	항콜린제	口渴
	요도	삼환계우울제 α -자극제	변비 졸림 動悸
	골반근 중추	호르몬제 근이완제	자궁체부암 권태감
배뇨장애 (잔뇨)	방광 요도	콜린작동제 α -차단제	위궤양 저혈압

표 41. 배뇨장애에 대한 한방치료

배뇨장애 분류	잘 사용되는 한약
절박성 뇨실금	八味地黃丸 牛車腎氣丸 桃核承氣湯 小建中湯
복압성 뇨실금	補中益氣湯 八味地黃丸 牛車腎氣丸 淸心蓮子飮 小建中湯 黃芪健中湯 六君子湯 桂枝茯苓丸 猪苓湯合四物湯
일류성 뇨실금	補中益氣湯
뇨폐	猪苓湯

은 propantheline, oxybutynin, propiverine, solifenacin 등 이다. 하지만 부작용으로 구갈, 변비나 인지기능을 저하시킬 수 있어, 투약량을 감량하거나 투약을 중지하는 경우도 있다.

한방치료

▸신경인성 방광은 일반적으로 양약 치료를 시행하는 경우가 많으나 한방치료가 적응증인 경우는 다음과 같다. ① 양약으로 치료가 힘든 경우 ② 양약치료로 부작용이 발생하는 경우 ③ 한방치료를 희망하는 경우 ④ 고령자의 노화에 수반되는 여러 증상이 있는 경우에 한 가지 한약으로 대응하기를 원하는 경우 등을 생각할 수 있다.

요실금의 한방치료(표 41)

① 절박성 요실금

▸이것은 요의가 절박했을 때에 불수의적으로 소변이 나오는 상태를 말한다. 鎌上[3]는 절박성 요실금의 원인을 대뇌피질의 배뇨중추 주변 뇌순환부전에 기인한다고 보고, 뇌순환에 작용한다고 하는 八味地黃丸을 투약하여 78%의 개선효과를 보았다.

② 복압성 요실금

▸재채기, 기침, 前屈, 무거운 것 등을 들어 복압이 상승했을 때에 소변이 흘러내리는 상태를 복압성 요실금이라고 한다. 이것은 폐경기 이후 호르몬 실조와 골반저근군과 요도괄약근의 기능부전이 주된 원인이다. 菊谷[4]는 복압성 요실금이 脾虛와 腎虛에 관련되어 있다고 보고 補中益氣湯 淸心蓮子飮 小建中湯 黃芪建中湯 六君子湯 八味地黃丸 등을 치료약으로 생각한다.

③ 일류성 요실금

▸이것은 전립선 비대증, 요도협착 등 요도의 폐색성 질환, 자궁암과 직장암 수술 후, 뇌척수질환이 원인인 신경인성 방광 등으로 방광이 확장되고 방광내압이 요도내압을 넘으면 발생하는 실금이다. 원인이 전립선 비대증 등의 요도폐색 질환인 경우에는 八味地

黃丸 牛車腎氣丸 淸心蓮子飮 등을 사용한다. 잔뇨가 많은 경우나 신경인성 방광 등에는 양약의 병용을 필요로 할 때도 많다.

배뇨장애의 한방치료(표 41)

八味地黃丸

- **구성약물: 地黃 山茱萸 山藥 澤瀉 茯苓 牧丹皮 桂皮 附子**

牛車腎氣丸

- **구성약물: 地黃 山茱萸 山藥 澤瀉 茯苓 牧丹皮 桂皮 附子 牛膝 車前子**

- 배뇨장애에 대한 한약 중 가장 많이 사용하는 것은 八味地黃丸과 牛車腎氣丸이다. 八味地黃丸은 地黃 山茱萸 山藥 澤瀉 茯苓 牧丹皮 桂皮 附子 8가지 약재로 구성된다. 地黃 山茱萸 山藥에는 강장 강정 자윤효과가 있고, 茯苓에는 진정 이뇨효과, 澤瀉에는 이뇨 지갈, 牧丹皮에는 정맥울체개선 진통효과가 있다. 桂皮 附子는 체온을 따뜻하게 하고, 신진대사를 원활하게 하는 작용이 있다.
- 八味地黃丸 牛車腎氣丸은 배뇨장애 외에도 요통 하지관절통 백내장예방 등 일련의 노화현상 개선과 예방을 목적으로 사용한다. 한편 부작용으로 처방 속 地黃으로 인해 위장장애, 담마진이 나타날 수 있는데, 이런 부작용이 있으면 淸心蓮子飮 猪苓湯 등을 사용한다.
- 八味地黃丸은 전립선 비대증 만성방광염 신경인성 방광 등으로 인한 배뇨장애에 자주 사용한다. 八味地黃丸 투약으로 배뇨곤란 자각증상의 개선율은 53~80%이고[5,6], 牛車腎氣丸을 사용한 배뇨장애 개선효과는 57~81%이었다[7,8].

猪苓湯

- **구성약물: 澤瀉 茯苓 猪苓 阿膠 滑石**

猪苓湯合四物湯

- **구성약물: 地黃 芍藥 川芎 當歸 澤瀉 茯苓 猪苓 阿膠 滑石**

- 猪苓湯 증(證)은 소변량감소 배설곤란 구갈을 호소하며, 요도염 방광염 신우신염 신염 등에 유효하다. 猪苓湯은 澤瀉 猪苓 茯苓 阿膠 滑石으로 구성된다. 각 약재의 작용으로 澤瀉에는 이뇨작용이 있고, 猪苓은 이뇨 해열 지갈과 진정작용이 있다. 茯苓은 체내 수분 대사를 조정하여 흥분과 動悸를 진정시킨다. 阿膠는 아미노산을 함유하며, 점막자극을 완화·보호하는 작용이 있고, 滑石에도 이뇨 소염작용이 있다.
- 若林 등[9]은 뇌졸중(뇌출혈 뇌경색) 급성기에 balloon 제거 후 尿閉가 발생한 10례에 猪苓湯 7.5g/일을 세 번으로 나누어 약 2주간 투약하여 9례(90%)가 개선되었다고 한다. 하지만 猪苓湯 단독투약으로는 효과가 약했고, 개선된 9례 중 5례는 염산 bethanechol를 병용해야 했다. 猪苓湯에는 이뇨작용, 배뇨근수축작용이 있어 尿閉시에 atonic bladder에 대하여 효과가 있었다.
- 伊藤 등[10]은 猪苓湯을 사용하여 신경인성 방광이 54.6%, 방광증상이 66.7% 유효하였다고 한다.
- 宮北 등[11]은 신경성 빈뇨 15례 중 8례(53.3.%)에서 유효하였고, 신경인성 방광, 만성·급만성 방광염 57.9%에 유효하였다고 한다.
- 菅谷 등[12]은 각종 질환으로 하부요로 不定愁訴를 보이는 요도 증후군 여성 환자 71례에 猪苓湯 또는 猪苓湯合四物湯을 4주간 투여하여 그 효과를 비교 검토하였다. 猪苓湯 투약 34례에서는 중등도 이상의 개선이 71%이었고, 특히 빈뇨, 배뇨시 통증에 유효하였다. 猪苓湯合四物湯 투여 37례에서는 중등도 이상의 개선이 57%로 배뇨곤란, 잔뇨감과 하복부의 불쾌감에 유효하였다고 한다. 부작용은 猪苓湯군에서 6%, 猪苓湯合四物湯군에서는 14% 나타났고, 제1선택약으로 猪苓湯을 추천하였다.

필자의 경험 증례 검토 : 급성기 뇌혈관장애의 尿閉

◈ 필자는 뇌혈관장애 급성기에 Foley 카테터를 제거한 후 尿閉가 발생한 4례(3례 : 뇌경색, 1례 : 뇌출혈)에 猪苓湯 단독 또는 distigmine, tamsulosin과 병용 치료를 시행하여 모든 증례를 개선시켰다. 이것

은 若林 등[9]과 같은 결과이다. 대표적인 증례를 제시한다.

[증례 1] 70대 여성

진단 : 좌시상출혈, 뇌실내출혈.
2007년 11월 상순, 갑자기 의식장애(3점), 우측 편마비, 구음장애(어삽), 구토로 입원했다. modified Rankin Scale은 5점이었다. CT에서는 좌시상출혈과 뇌실파열로 뇌실내 출혈이 있었다.
입원 10일째 Foley 카테터를 제거하였으나, 배뇨를 하지 못하여 다시 삽입하였다. 같은 날 猪苓湯 7.5g/일을 세 번으로 나누어 단독 투여하였다. 5일 후(猪苓湯 5일간 복용 후)에 다시 카테터를 제거하고부터는 자발적으로 배뇨를 하였고, 그 후 계속 투약하여 배뇨장애는 완벽히 개선되었다.

[증례 2] 80대 여성

진단 : 뇌경색(우전두엽)
2007년 9월 중순, 좌측 편마비로 입원하였다. 우 전두엽에 뇌경색이 있었으나, 보존적 치료를 통해 보행이 가능해졌다.
약 2개월 후부터 좌측 편마비, 보행곤란이 있었고, 발병 4일째에는 좌측 편마비가 악화되었다. 2일 후에 입원을 하고 의식 수준은 3점이었다. MR에서는 우전두엽 예전 뇌경색 병변 주위에 새로운 뇌병변이 발생했다.
입원 후 尿閉가 있어 Foley 카테터를 삽입하였다. 입원 25일째에 Foley 카테타를 제거하였으나 尿意가 없어 카테터를 재삽입하였다. 그날부터 猪苓湯 7.5g/일을 세 번으로 나누어 단독투약을 시작하고 그 후 계속 투약하였다. 1주일 후(猪苓湯 5일간 투약 후)에 다시 카테터를 제거하고 배뇨가 가능했다. 그 이후에도 순조롭게 배뇨가 이루어져 양호한 결과를 보였다.

양약 부작용(구갈)에 대한 麥門冬湯 白虎加人蔘湯

▸ 布施 등[13]은 신경인성 방광과 요실금에 propiverine, oxybutynin가 유용하나, 부작용으로 口渴이 있어 감량 또는 중지하는 경우가 가끔 있었다. 이들은 이 부작용에 대해 麥門冬湯 白虎加人蔘湯을 병용 투약하여 유용하였다고 한다[13].

>> 참고문헌

1) Andrew J, Nathan PW : Lesions of the anterior frontal lobes and disturbances of micturition and defaecation. Brain **87** : 233-262, 1964
2) Sakakibara R, Hattori T, Yasuda K, et al : Micturitional disturbance after acute hemispheric stroke : analysis of the lesion site by CT and MRI. J Neurol Sci **137** : 47-56, 1996
3) 鎌上雅夫：脳血管障害で頻尿, 尿失禁を合併している症例に対する牛車腎気丸の効果. 第 7 回和漢医薬学会要旨集：75, 1990
4) 菊谷豊彦：特集　老年期疾患　保険適用製剤による老年期疾患の漢方治療. 現代東洋医学 **12**：45-51, 1991
5) 栗田　孝, 他：排尿障害に対する保存的治療について. 泌尿紀要 **25**：395-404, 1979
6) 北川龍一, 加納勝利, 西浦　弘　他：八味地黄丸の使用経験. 泌尿紀要 **26**：97-101, 1980
7) 仁藤　博：ツムラ牛車腎気丸の排尿障害に対する効果. 漢方医学 **7**：14-15, 1983
8) 徳永周二, 中嶋孝夫, 山口一洋, 他：排尿障害患者に対する牛車腎気丸の臨床的検討. 西日泌尿 **54**：1067-1070, 1992
9) 若林礼浩, 古林秀則：脳卒中後尿閉に対する猪苓湯の効果. 漢方医学 **29**：270-272, 2005
10) 伊藤秀明, 百瀬俊郎：泌尿器科領域における猪苓湯の使用経験. 西日泌尿 **42**：471-474, 1980
11) 宮北英司, 河村信夫, 村上康秀：尿路不定愁訴に対する猪苓湯の効果. 西日泌尿 **47**：1859-1861, 1985
12) 菅谷公男, 西沢　理, 能登宏光, 他：尿道症候群に対するツムラ猪苓湯とツムラ猪苓湯合四物湯の効果. 泌尿紀要 **38**：731-735, 1992
13) 布施春樹, 前田雄司, 四柳智嗣, 他：塩酸プロピベリンによる口渇に対する麦門冬湯および白虎加人参湯の有用性について. 漢方診療 **18**：118-121, 1999

MEMO 고령자와 한방치료

▸ 고령자의 특징은

① 한 사람에게 많은 질환이 있다.
② 만성적인 질환이 많다.
③ 신체 저항력이 저하되어 있다.
④ 노화됨에 따라 기본적으로 신체가 건조, 冷의 과정을 거친다.
⑤ 어떤 특정기관에 장애가 있어도 항상 노화현상에 따른 다장기기능장애가 배경에 있다.

▸ 고령자의 한방치료

고령자에게 보제를 사용하는 경우가 많다. 이를 통해 전신의 활력을 키우고, 면역력을 높인다. 자주 사용하는 대표 처방은 八味地黃丸 補中益氣湯 十全大補湯 眞武湯이 있다.

① 노화예방 · 항병력 부활–補腎藥

'腎'(선천적 생명력)의 힘이 약한 경우에 補腎藥을 사용한다. 이것은 노화에 동반되는 동맥경화, 백내장, 전립선 비대증과 혈관 · 내분비계의 노화에 사용한다. 위장에 문제가 없는 경우의 대표적 補腎藥은 八味地黃丸이다.

② 소화흡수력 · 항병력 부활–補脾藥

'脾'(후천적 생명력)의 힘이 약한 경우에 補脾藥을 사용한다. 補脾藥은 위장 기능을 좋게 하고, 면역력을 고무시키며, 정신활동을 활발하게 한다. 대표적인 補脾藥은 補中益氣湯이지만, 전신적 기능이 저하된 경우에는 十全大補湯 眞武湯이 사용된다.

③ 고령자는 몸이 건조하고 차가운 경향이 있기 때문에 滋潤劑(수분보충제), 溫補劑를 많이 사용하는 경향이 있다. 한약으로는 地黃劑 參耆劑(人參 黃耆를 함유한 처방), 附子劑 등이 많이 쓰인다.

④ 고령자에게는 보제가 많이 사용되지만, 증례에 따라서는 瀉劑가 필요한 경우도 있다. 변비와 瘀血(미소순환장애)에 大黃이 함유된 처방(大承氣湯 桃核承氣湯 大黃牧丹皮湯)을 사용한다. 大黃에는 항염증작용 미소순환개선 향정신작용 등 다채로운 작용이 있다. 承氣는 氣를 이어받는다는 의미로서, 변비에 수반하는 鬱상태와 정신활동정체를 개선한다.

뇌신경마비에 의한 중추성 난치성 기침 17

| 요점 |

1. 난치성 기침은 QOL 면에서 매우 고통스러운 증상 중 하나이다. 뇌신경마비에 의한 난치성 마른기침에서 양약을 통한 치료로 개선이 힘든 증례에 麥門冬湯이 주효하였다는 1례에 대해 서술한다.

대표적 한방처방

1. 麥門冬湯

麥門冬湯(마른기침) [제1선택약]

- **구성약물: 麥門冬 半夏 大棗 甘草 人參 粳米**

▸ 麥門冬湯은 일반적으로 체력 중등도, 혹은 그 이하의 사람이 격렬한 마른 기침을 하고, 발작성 기침을 자주 보이며, 안면홍조를 띄는 경우에 사용한다. 또한 통상 기관지 천식과 기관지염 등에 활용한다. 麥門冬湯은 6개 약재로 구성되어 있으나 麥門冬과 甘草가 진해작용의 주된 역할을 한다. 그 작용기전은 말초기관점막 장애에 나타나는 기관지각신경의 흥분을 억제하는 것이다. 또한 거담, 기관지확장작용이 있다. 半夏는 '氣'가 막힌 것을 통하게 하며, '氣'의 上逆을 치료한다. 人參과 粳米는 胃를 强壯하며, 人參과 麥門冬이 협력하면 滋潤효과가 있다. 甘草 大棗는 急迫을 완화하여 모든 약의 조화를 이루게 한다.

▸ 특히 이 증례처럼 난치성 기침이 계속되어 종종 호흡곤란도 나타나고 ADL도 저하되므로 QOL 면에서도 기침에 대한 개선이 필요하다. 양약 인산 코데인 등 마약성 진해제는 계속 사용했을 때 부작용이 문제이다. 麥門冬湯은 양약 진해거담제가 효과가 없을 때에 뛰어난 효과를 보이는 경우가 있다. 한 가지 약제로 다양한 효과(기침을 멈추게 하고, 가래를 없애고, 기도를 윤택하게 하는 등)를 얻을 수 있기 때문에 특히 고령자의 호흡기 병태에 폭 넓게 응용된다. 지금까지 주로 기관지천식, 기관지염, 폐암 등 호흡기 질환에 사용하였지만, 본 증례처럼 중추성 뇌신경 마비로 인한 난치성 기침에도 유효한 증례가 있다는 사실을 입증하였다.

필자의 경험 증례 검토 : 중추성 난치성 기침 두개저뇌종양

[증례] 50대 여성

주소 : 마른기침, 쉰 목소리, 연하장애

현병력 : 신경학적으로 현훈, 설인신경마비가 있고, 우측두골 안부터 내경정맥공에 이르는 뇌종양이 있다고 하여 진료를 받게 되었다. 1997년 3월에 종양부분 적출술을 시행했고, 수술 후 다른 신경장애는 나타나지 않고, 경과가 양호하여 퇴원하였다. 병리진단은 軟骨肉腫이었다. 퇴원 후 약 6개월 후부터 마른기침이 출현하고 쉰 목소리, 경도의 연하장애를 동반하여 우측 설인, 미주, 설하신경마비가 확인되었다. 1998년 6월경부터 기침이 심해지고, 기침이 나오기 시작하면 멈추지 않아 종종 호흡곤란에 빠졌다.

치료경과 : 먼저 양약 진해제인 히벤즈산 티페피진 가루, 거담제(L-카보시스테인, 염산 브롬헥틴)을 투약하였으나, 개선되지 않았다. 그래서 1998년 8월부터 麥門冬湯 엑기스 과립(9.0g/일)을 세 번으로 나누어 투약하기 시작하였다. 투약 1개월 후에는 기침이 현저하게 소실되었고, 근무도 할 수 있게 되었다. 한약을 지속적으로 복용함으로써 경과가 양호하여 투약 6개월경부터 투약량을 서서히 감량하였고, 그 후 중지하여도 여전히 양호하였다.

고찰 : 기침에 대한 한방치료는 먼저 그 원인을 정확히

밝혀 서양의학적 치료를 요하는 질환인가 아닌가를 검토해야 한다. 일반적으로 기침, 객담 등이 계속되는 경우에는 한약이 좋고, 양약과 한약의 병용 또는 한약 단독치료를 시행한다. 가래가 끊이지 않고, 계속되는 마른 기침에 麥門冬湯이 자주 사용된다.

MEMO 오행학설

중국 고대인은 木, 火, 土, 金, 水라는 성질이 다른 5가지 기본요소가 자연계에 존재하는 물질을 구성하고 있다고 인식하였다. 또한 자연계 현상은 모두 이 5가지 기본요소의 운동, 변화로 설명된다고 하였다. '行'은 가는 것 또는 움직이고 있다는 즉, 운동을 나타낸다. 그리고 인간생활에도 자연현상과 같이 오행학설을 응용할 수 있다고 보았다.

즉, 오행학설에서는 자연계의 에너지 변화를 다음과 같이 표현한다. '木은 타올라 火가 되고, 火는 다 타오르면 土가 된다. 土는 金(금속)을 생산하고, 金은 아침 안개를 모아 水가 된다. 水는 木을 자양한다.' 이런 관계를 오행의 母子관계(相生관계)라고 한다.

또 하나의 '오행' 간의 관계로 相克이 있다. 이 경우 5가지의 관계는 '金(금속)은 도구가 되어 木을 자르고, 木은 土 안에 그 뿌리를 내리고 있다. 土는 제방이 되어 水의 흐름을 조절하고, 水는 火를 끈다. 그리고 火는 금속을 녹인다.'라고 한다. 이 '相生'과 '相克'은 자연계에서 '촉진'과 '제어' 관계를 나타낸다. 이 관계는 바로 자동차의 '엑셀레이터'과 '브레이크'의 관계로 표현할 수 있으며, 이 양자로 인해 자연계의 질서가 보존된다고 하였다.

[국문]

ㄱ

ㄴ